舌 象		临床意义
舌 质	舌 苔	
淡红	薄白	正常舌象、风寒表证
淡白	薄白	
	无苔	久病阳虚、气血两虚
	中剥	气血两虚、胃阴不足
	黄腻	湿热、脾胃虚弱
	灰黑而润	痰湿、阳虚内寒

U0214634

1

舌象		临床意义
舌质	舌苔	
舌边尖红	白苔	风热表证、心火旺
	白黄	外感表证、传里化热
	白腻	食滞、痰饮、湿浊
	黄干	久病津伤
	黄腻	湿热、痰浊化热
红	白苔	热病由表入里
	黄厚	气分热盛
	黄腻	气分湿热

舌 象			临床意义
舌 质	舌 苔		
红	黄厚而干		热邪入里，里实已成
	无苔		气阴两亏
绛	焦黄		胃肠结热，里实
	黑干		热伤阴
	无苔		热入血分，阴虚火旺
青紫	少而干		阴虚血枯，虚火
	润		寒盛、血瘀凝滞

寸关尺对应部位

部位	尺	关	寸
左手	肾	肝	心
右手	肾	脾	肺

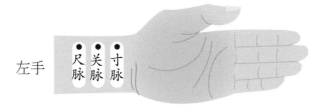

左手

尺脉　关脉　寸脉

右手

尺脉　关脉　寸脉

正确的把脉位置

分类	特点	名称	临床意义
脉流利度	涩 脉来艰涩	涩 涩脉	精伤血少、气滞血瘀
	滑 应指如珠	滑 滑脉	痰食、实热、正常人脉象
脉的位置	浮 轻按即得	浮 浮脉	表证、虚阳外浮
		濡 濡脉	气血虚、湿证

5

分类	特点	名称	临床意义
脉的位置	沉	重按始得	沉	沉脉	里证、郁证、水肿
			伏	伏脉	邪闭、厥证、积聚
脉的数率	迟	脉来迟缓	迟	迟脉	寒证
			缓	缓脉	脾虚、湿证、正常人脉象

分类	特点	名称		临床意义
脉的数率	数	脉来快数	数 数脉	热证
脉的力度	虚	脉来无力	虚 虚脉	气血两虚、伤暑
			微 微脉	阳气衰微、气血虚甚
			弱 弱脉	气血虚衰

分类	特点	名称	临床意义
脉的力度	实 脉来有力	 实脉	实证、热证、毒证
		 紧脉	寒、痛、宿食
		 洪脉	热盛、血虚
脉节律性	促 跳中有止	 促脉	阳盛实热、痰盛、毒痈

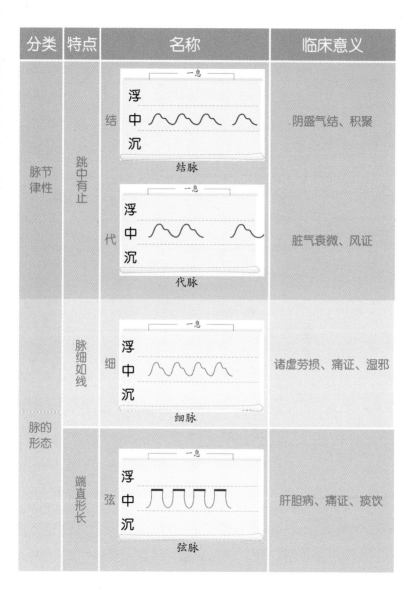

分类	特点	名称	临床意义
脉节律性	跳中有止	结脉	阴盛气结、积聚
		代脉	脏气衰微、风证
脉的形态	脉细如线	细脉	诸虚劳损、痛证、湿邪
	端直形长	弦脉	肝胆病、痛证、痰饮

掌阅中医课程系列

中医诊断

速速强记法

黄泳 钟正 主编

海峡出版发行集团 | 福建科学技术出版社
THE STRAITS PUBLISHING & DISTRIBUTING GROUP | FUJIAN SCIENCE & TECHNOLOGY PUBLISHING HOUSE

图书在版编目 (CIP) 数据

中医诊断速速强记法 / 黄泳，钟正主编 . —福州：福建科学技术出版社，2021.7

（掌阅中医课程系列）

ISBN 978-7-5335-6454-4

Ⅰ.①中… Ⅱ.①黄… ②钟… Ⅲ.①中医诊断学 Ⅳ.① R241

中国版本图书馆 CIP 数据核字（2021）第 067402 号

书　　名　中医诊断速速强记法
　　　　　掌阅中医课程系列
主　　编　黄泳　钟正
出版发行　福建科学技术出版社
社　　址　福州市东水路76号（邮编350001）
网　　址　www.fjstp.com
经　　销　福建新华发行（集团）有限责任公司
印　　刷　福建新华联合印务集团有限公司
开　　本　787毫米×1092毫米　1/32
印　　张　5
插　　页　8
字　　数　124千字
版　　次　2021年7月第1版
印　　次　2021年7月第1次印刷
书　　号　ISBN 978-7-5335-6454-4
定　　价　29.80元

书中如有印装质量问题，可直接向本社调换

图片形象记忆

图片形象记忆：将抽象的概念以图片形式展现，帮助读者建立形象记忆。

舌象		临床意义
舌质	舌苔	
淡红	薄白	正常舌象、风寒表证
淡白	薄白	阳虚、气血两虚
	无苔	久病阳虚、气血两虚
	中剥	气血两虚、胃阴不足
	黄腻	湿热、脾肾虚弱
	灰黑而润	痰湿、阳虚内寒

1

第八章 气血津液辨证

第一节 气病辨证

一、气虚证类

"正气存内，邪不可干，邪之所凑，其气必虚。"——《素问·评热病论》

【歌诀记忆】气虚本为元气衰，脏腑失调而受连；

自汗头晕见目眩，脉虚舌淡倦懒言；

气陷证时举无力，腹坠脱垂共并现；

气不固时易自汗，还有二便精自失；

元气亏极而欲脱，息弱脉微汗不止。

【立体记忆】

证候类型	病因病机	临床表现
气虚证	元气不足，气功能失司	神疲乏力、少气懒言、脉虚、动则加重
气陷证	元气亏虚，中气升举无力	自觉气陷、脏器下垂、兼气虚症状
气不固证	气虚失其固摄	自汗、二便、精血、胎元不固，兼气虚症状
气脱证	元气亏虚已极而外泄	气息微弱、汗出不止、脉微

【指点迷津】

（1）气病辨证中，气陷证、气不固证和气脱证都可出现气虚证的基

101

础上进一步发展而来。

（2）气虚狭义上为机体的元气不足，广义上可指一身之气的亏虚。一身之气包括元气、宗气、各脏腑之气等。所以气虚可分为元气虚、宗气虚、心气虚、肺气虚、脾气虚、胃气虚、肾气虚等。

【医者案头】 ●- -

气虚为机体的元气不足，元气分为元阴和元阳，从气虚证的辨证要点来看，气虚证的寒象和热象均不偏盛，但见少气乏力等征象。说明气虚虽为一身之元气不足，实质为其阴阳二气对等皆虚。

医者案头：记录作者的临床思路，分享临床经验，架起理论与实践的桥梁。

二、气滞证类

"人身诸病，多生于郁。"——《丹溪心法》

【歌诀记忆】 气滞症状时轻重，胀闷痛满脉弦见；

气逆向上咳喘呕，头痛眩晕也可见；

气闭时易突昏厥，脏器绞痛二便闭。

【立体记忆】

证候类型	病因病机	临床表现
气滞证	脏腑经络气机阻滞	胀闷、疼痛，时轻时重，脉弦
气逆证	气机升降失常，逆而向上	咳喘、呕恶、头痛眩晕
气闭证	气机突然郁闭，闭塞不通	突发神昏晕厥，或脏器绞痛，或二便闭塞，脉沉实有力

【指点迷津】

（1）在气病辨证中，气逆证、气闭证可在气滞证的基础上发展而来。

（2）气闭证与滞证的辨证相同点在于都可由情志不遂或实邪阻滞使气机不畅所致；不同点在于气滞证的特征在于位置不固定的局部胀闷疼痛，而气闭证起病急而严重，具有突发性。并且气滞证可为实证，亦

中医药蕴含着中华民族几千年的健康养生理念及实践经验，是中华文明的一个瑰宝，凝聚着中华民族的伟大智慧。在党和政府的领导下，中医药发展迎来了春天，中医药学科迅速发展，群众基础不断扩大。中医药知识体系庞杂，中医药学专业的学生，学习任务繁重，亟须系统高效的学习和记忆方法；有防病保健需求的群众，缺乏基础理论，理解困难，亟须简明易懂的知识点拨。

　　本系列丛书面向正在学习中医药的学生和普通大众，内容涵盖中医诊断、中药、方剂、经络腧穴等中医基础学科知识。丛书以国家规划教材为主要依据提炼重要知识点，利用图片形象记忆、歌诀快速记忆、理解比较记忆等由浅入深的记忆方法进行知识点梳理，并配合表格、图片、音视频，将庞杂的知识体系简单化、直观化、具象化，为读者提供中医药学习识记、查阅、理解的掌上工具书，帮助其提高学习效率。

　　值得一提的是，丛书将配合课程识记电子读物，将知识装进手机，让"知识"可以随身携带，方便读者随时随地查阅、识记，利用碎片时间将重要知识点一网打尽。

　　由于作者水平有限，书中难免存在疏漏。不当之处，恳请读者朋友给予批评指正，不胜感激！

黄　泳

2021 年 1 月于广州

CONTENTS 目录

中医诊断学是根据中医学的理论，研究诊法、诊病、辨证的基本理论、基本知识和基本技能的一门学科。

第一节　中医诊断学的发展简史

【歌诀记忆】黄帝内经奠基础，西汉仓公创诊籍；

仲景伤寒杂病论，辨证论治开先河；

叔和脉经为最早，诸病源候论病因；

金镜录舌以验证，世医得效十怪脉；

景岳八纲影响大，濒湖脉学二七脉；

卫气营血辨温热，鞠通辨证用三焦。

【立体记忆】

《黄帝内经》——为四诊和辨证奠定理论基础。

《难经》——望、闻、问、切，尤重脉诊，提出"独取寸口"。

西汉·淳于意——创立"诊籍"。

东汉·张仲景《伤寒杂病论》——建立辨证论治体系。

西晋·王叔和《脉经》——现存最早的脉学专著。

隋·巢元方《诸病源候论》——首部论述病源与病候诊断的专著。

元·杜清碧《敖氏伤寒金镜录》——现存最早的舌诊专著。

元·危亦林《世医得效方》——提出"十怪脉"。

明·张介宾《景岳全书》——提出"十问歌""二纲六变""脉神章"。

明·李时珍《濒湖脉学》——详述27部脉。

清·叶天士《温热论》——创立卫气营血辨证。

清·吴鞠通《温热条辨》——创立三焦辨证。

第二节　中医诊断学的主要内容

【歌诀记忆】诊病辨证要全面，望闻问切四诊参；

　　　　　　病名概括全过程，当前阶段称为证。

【立体记忆】

1.诊法

望诊——观察患者神、色、形、态、舌象、排出物等。

闻诊——听患者语言、呼吸、咳嗽等声音及嗅患者发出的异常气味、排出物气味等。

问诊——问患者有关病情、自觉症状、既往病史、生活习惯等。

切诊——用手触按患者脉搏及有关部位。

2.诊病

病名——对该疾病全过程的特点与规律所作的概括总结与抽象。

3.辨证

证——对疾病过程中所处一定阶段的本质的概括。

4.病历

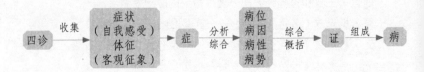

【指点迷津】

区分症、证与病的内涵和相互关系。"症"是症状和体征的统称。"证"是阶段性的病机本质。"病"往往由一系列的"证"组成。

【医者案头】

从"症"到"证"是对疾病认识从具体、感性到抽象、理性的飞跃，而"病"是对"证"的进一步概括和升华。但在中医学的历史上以及现代文献中，对三者的概念和使用不太统一，有以证为症，亦有称病为证等，理解时不可过分拘泥。

常用中医辨证方法有八纲辨证、病因辨证、气血津液辨证、脏腑辨证、卫气营血辨证、三焦辨证、六经辨证、经络辨证。

第三节　中医诊断的基本原理

【歌诀记忆】中医诊断四原理，司外揣内里变知；

　　　　　　见微知著映整体，以常衡变异常辨；

　　　　　　因发知受求病因，整体观念始终贯。

【立体记忆】

司外揣内——诊察病人外部的征象，可测知内在的变化情况。

见微知著——通过局部的细微变化可测知整体的状况。

以常衡变——在认识正常的基础上，辨别、发现太过、不及的异常变化。

因发知受——根据人体表现的证候，推测其感受的邪气。

【医者案头】

对于"司外揣内""见微知著"原理的理解，要建立整体观念，人体是一个有机的整体，天人相应、神形相合、表里相关。藏之于"内"的疾病变化，必有一定的症状、体征反映于外，局部的表现常可以反映出整体的状况，整体的病变可以从多方面表现出来。

司外揣内的原理与现代控制论中的黑箱理论相似，而见微知著则含有当代"生物全息"的思想。

第四节 中医诊断的基本原则

【歌诀记忆】中医诊断遵原则，整体审查综合断；

四诊合参不可缺，病证结合更全面；

动静统一要把握，理法方药随之变。

【立体记忆】

整体审查——整体全面收集病情资料，分析病情注重整体性。

四诊合参——四诊并重，诸法参用。

病证结合——辨病与辨证相结合认识疾病。

动静统一——明确疾病诊断的同时，注意观察证候的变化。

第一节 望　神

【歌诀记忆】先天之精相搏成，后天水谷充养神；

得神目明志清晰，色润体敏常态依；

少神目滞稍顿迟，色淡体松懒言食；

目晦萎靡见失神，色暗体瘦言失伦；

假神反常逆病势，阴阳离决尽后事；

神乱多寄癫狂痫，先天不足亦多见。

【立体记忆】

望神是指通过观察人体生命活动的整体表现来判断健康状态，了解病情的方法。

分类	临床表现	临床意义
得神	"有神"，神志清楚、语言清晰、两目明亮、面色红润、表情自然、体态自如	主精气旺盛，健康之相；病多轻浅，预后良好
少神	"神气不足"，精神不振，嗜睡健忘、面色淡白少华、动作迟缓、声低懒言，食欲减退	主轻病、疾病恢复期；素体虚弱者平时亦可见
失神	"无神"，①精神萎靡，两目、面色晦暗，形体羸瘦，循衣摸床，撮空理线；②神昏谵语或猝然神昏	主久病虚衰或邪实神乱，病情危重

分类	临床表现	临床意义
假神	"回光返照"，病情极重的情况下，表现出突然"好转"的反常状态	主临终前兆，阴阳即将离决
神乱	焦虑恐惧、淡漠痴呆、狂躁妄动、猝然昏仆	主脏躁、癫、狂、痫等症，亦与先天禀赋不足有关

【指点迷津】

望神的重点侧于两目、面色、神情、体态，综合呼吸、语言、舌象、脉象等作出判断。

【医者案头】

失神多出现于全身性疾病的危重阶段，是脏腑功能严重衰败时的表现，属病情危重；神乱是疾病某一阶段心神受扰的表现，临床还须结合其他四诊的信息综合分析。

第二节 望 色

【歌诀记忆】血气行面露光泽，五色五候辅辨彻；

常色红隐明润蓄，主定尤别客与病；

病色善恶气至否，五色十法转归运。

【立体记忆】

五色	主证	机理	分证
青（肝木）色	寒证、痛证、气滞、血瘀、惊风	脉络瘀阻，血行不畅	肝风内动证；心阳虚脱证寒滞肠胃证；气滞血瘀证
赤（心火）色	热证、戴阳证	热迫血行，面络充盈；阴盛格阳，虚阳上越	实热证；阴虚（虚热）证；戴阳证

五色	主证	机理	分证
黄（脾土）色	脾虚、湿证	脾虚失养，气血生化不足；脾失运化，湿邪内蕴	脾胃气虚证；脾虚湿蕴证；黄疸（阳黄、阴黄）
白（肺金）色	虚证、寒证、失血、夺气	气血亏虚，寒凝气滞，阳气虚衰	气血两虚证（失血）；阳虚寒证，阳虚水泛证；亡阳证
黑（肾水）色	肾虚、寒证、水饮、血瘀、疼痛	肾虚，脉络拘急，血行不畅	肾阳亏虚证；肾阴亏虚证；瘀血久停；肾虚水饮内停，寒湿带下

第三节　望形态

【歌诀记忆】五体五脏同强弱，盛衰俱一机能度；

肥人多湿瘦多火，形气相合重充者；

体质尤有阴阳平，八法交参要点得；

异动常连肝风起，急态如针定转归。

【立体记忆】

五脏	肺	脾	心	肝	肾
五体	皮毛	肌肉	脉	筋	骨
五损	皮聚而毛落	血脉虚少，不能荣于五脏六腑	肌肉消瘦，饮食不为肌肤	筋缓不能自收持	骨痿不能起于床

肥胖——胖而能食，形气有余；肥而食少，形盛气虚；多有痰湿；多偏阴脏体质。

消瘦——形瘦食多，中焦火炽；形瘦食少，中气虚弱；多气火有余；多偏阳脏体质。

7

动静姿态——坐立卧行，病理常见强迫体位，"阳主动，阴主静"用以判断邪正关系，疾病的寒热虚实；由患者的保护性姿态可得"护处必痛"。

异常动作——病因循向常为风和肝，病症常见颤动，手足蠕动或拘急，四肢抽搐，角弓反张，甚者病重失神可见循衣摸床，搓空理线，猝然昏倒，舞蹈病状等。

衰惫姿态——"头倾视深，精神将夺。背曲肩随，府将坏矣。腰难转摇，肾将惫矣。膝为筋府，屈伸不能，行则偻俯，筋将惫矣。骨为髓府，不能久立，行则振掉，骨将惫矣。"（《脉诀汇辨》）常以"五府"的衰惫姿态联系五脏精气的虚衰，多预后不良。

第四节　望头面

【歌诀记忆】精明之府先窥形，大小方圆比常均；

　　　　　　囟门尤判小儿态，发泽与存察肾精；

　　　　　　面态合神共参得，内外风袭度毒侵。

【立体记忆】

分类	体征	病因病机
头大	小儿头颅均匀增大，颅缝开裂，颜面相对较小，伴有智力低下，双目呈落日眼	先天性愚型——先天不足，肾精亏虚；脑积水——肾虚基础上水液停聚，即虚中夹实
头小	小儿颅缝早合，头颅狭小，头顶尖突高（头围低于正常儿童两个标准差以上），智力异常	肾精不足，颅骨发育异常
方颅	小儿前额左右突出，头顶平坦，颅呈方形	先天不足，肾精亏损

分类	体征	病因病机
囟填	小儿囟门高突	多实证，热毒炽盛；颅内水液停聚
囟陷	小儿囟门凹陷	多虚证，急性吐泻伤津；先天肾精亏虚，后天脾胃失养致脑髓失充
解颅	小儿囟门迟闭，颅缝不合；闭合后又被撑开，常伴"五迟""五软"	先天肾精不足，后天脾胃虚弱，发育不良
面肿	面部浮肿，肤色变化不大	水肿病
	面部红肿，色如涂丹，焮热疼痛	风热火毒攻上于面，"抱头火丹"
	头肿大如斗，目不能开，伴全身憎寒，发热	天行时疫，毒火上攻，"大头瘟"
腮肿	痄腮，一侧或两侧腮部以耳垂为中心肿起，边缘不清，按之柔软及压痛	外感温毒之邪
	发颐，颐颌部肿胀疼痛，张口受限	阳明热毒上攻
面脱	面部肌肉消瘦，眼窝、颊部凹陷	气血虚衰，脏腑精气耗竭
面瘫	口僻，单见口眼㖞斜，患侧面肌迟缓，不能皱眉鼓腮，口角下垂	风邪中络
	口眼㖞斜兼半身不遂	肝阳化风，风痰阻络

第五节　望五官

【歌诀记忆】五轮五脏相应成，实虚时湿皆行呈；
观耳谓肾胆精血，宗脉所汇可窥身；
肺窍善连脾胃官，风寒热邪首侵端；
口唇五色断脾胃，齿龈常观肾胃精；
饮食门户易如笼，邪壅此必阻咽顺。

【立体记忆】

分类	体征	病因病机
目赤	全目肿赤	肝经风热上攻
	两眦赤痛	心火上炎
	白睛发红	肺火或外感风热
	睑缘赤烂	脾经湿热
目翳	黑睛深层圆盘状翳障，视力受损——混睛障	邪毒侵袭，或肝胆实火上炎，或湿热熏蒸，或阴虚火旺
	小儿目干夜盲，黑睛生翳糜烂，甚有溃破穿孔	小儿疳积日久
瞳缩	瞳孔缩小	肝胆火炽，或肝肾劳损，虚火上炎，或见于吗啡、草乌、川乌、有机磷农药中毒
瞳散	瞳孔散大	肾精耗竭，危象之一；肝胆风火上扰的绿风内障（青光眼）；或见于杏仁、麻黄、曼陀罗中毒及药物性瞳散
目凝	两眼固定，转动不灵。固定前视——瞪目直视；固定上视——戴眼反折；固定斜视——横目斜视	肝风内动，或见于脏腑精气耗竭，或痰热内闭；瞪目直视还可见于痉病
睑废	双眼上睑下垂	先天禀赋不足，脾肾亏虚
	单眼上睑下垂	脾气虚衰，脉络失养
脓耳	耳道流脓，或黄稠，或清稀	实证：风热上扰或肝胆湿热；虚证：肾阴虚损，虚火上炎
耳疖	耳道局部红肿疼痛，突起如椒目状	邪热搏结于耳窍
鼻肿	鼻头红肿或生疮，并感疼痛	邪热盛，常见于胃热或血热
	酒渣鼻——鼻头及周围皮色暗红或血络扩张伴丘疹、脓疱	肺胃蕴热，血瘀成渣

分类	体征	病因病机
鼻扇	鼻翼急促而扇动	多属肺热，或见于哮病
鼻鼽	常流清涕，量多难愈，鼻塞	阳虚外感
鼻衄	鼻腔出血，实证出血量多，色深红质稠	肝火犯肺，或胃火炽盛，火热上炎，伤络迫血
	鼻腔出血，虚证色淡红而质稀	脾不统血，血不循经
鼻痔	又称鼻息肉，鼻腔内生带蒂活动、无痛感赘生物	湿热邪毒壅结于鼻腔
滞颐	小儿（三岁以上）口角流涎	脾虚湿盛，成人见于中风口歪不收
口疮	口腔内膜出现豆大、表浅小溃疡点	心脾积热，或阴虚火旺
鹅口疮	小儿口腔，舌上满布片状白屑，状如鹅口	感受邪毒，心脾积热，上熏口舌；肾阴亏损，虚火上炎
牙宣	龈肉萎缩，牙根暴露，牙齿松动，常有脓血和脓液	肾虚或肾阴不足，虚火燔灼
牙疳	牙龈溃烂，流腐臭血水，牙齿脱落	素体胃脐积热，复感风热或疫疠，邪毒上攻
齿衄	牙缝出血	胃肠实热，或胃、肾阴虚，虚火上炎
喉蛾	咽喉部喉核红肿突起，形如蚕蛾，表面或有黄白色脓样分泌物，咽痛不适	风热外侵，邪客肺卫，或卫热盛，壅结喉核，或肺肾阴虚，虚火上炎，气血瘀滞
喉痈	咽喉部红肿高突，剧痛，吞咽、言语困难，身发寒热者	脏腑蕴热，复感外邪，热毒客于咽喉
白喉	咽部伪膜不易拭去，强剥出血；伴犬吠样咳嗽、喘鸣者为病重	外感时疫或热毒伤阴

第六节　望躯身四肢

【歌诀记忆】前颈后项活动利，病疾多因阻郁起；

胸腹常形难更移，待变已至无力期；

脊骨定身四弯曲，常因恶习矫正予；

四肢总为畸形痛，二阴当辨专科去。

【立体记忆】

分类	体征	病因病机
瘿病	颈前结喉处两侧，有漫肿或结块突起，可随吞咽上下移动	水土失调，痰气凝结，或肝郁气结，痰凝血瘀
瘰疬	颈侧颌下有肿块如豆，累累如串珠	肺肾阴虚，虚火灼液，或外感风热时毒，气血瘀滞
项强	项部肌肉筋脉拘紧，俯仰转动不利，伴头痛，恶寒，脉浮	风寒侵袭太阳经，经气不利
	项部肌肉筋脉拘紧，俯仰转动不利，伴高热神昏，甚则抽搐	热极生风
	醒后突觉颈部肌肉筋脉拘紧，俯仰转动不利，称"落枕"	睡姿不当，或风寒客于经脉
项软	颈项抬升无力	小儿，先天不足或后天失养，见于佝偻病患儿；久病、重病，脏腑精气衰竭，危象
颈脉怒张	颈部脉管明显胀大，平卧更甚	心血瘀阻，肺气壅滞，心肾阳衰，水气凌心
扁平胸	胸廓前后径明显缩小，小于左右径的一半	肺肾阴虚，气阴两虚

分类	体征	病因病机
桶状胸	前后径明显增大，几乎等于左右径	素有伏饮积痰，壅滞肺气，病久及肾，肾不纳气，日久变形，见于久病哮喘
鸡胸	胸骨下部明显向前突出畸形	先天不足或后天失养，发育不良
乳痈	妇女哺乳期乳房局部红肿热痛，甚则破溃流脓，身发寒热	肝气郁滞，胃热壅滞，或外感邪毒
腹部膨隆	水肿病，腹部胀大伴周身俱肿	肺、脾、肾三脏功能失调，水湿内停
	鼓胀，腹部胀大，四肢消瘦	肝气郁滞或脾虚，气滞水停血瘀
腹部凹陷	久病凹陷，肌肉松弛，全身消瘦	久病耗损，脾胃虚弱，机体失养
	舟状腹，深凹着脊	脏腑精气耗竭，危象
龟背	脊骨过度后弯，背高如龟	小儿先天不足或后天失养、失治；成年多为脊椎疾患；久病见"背曲肩随"，脏腑精气虚衰
肢肿	四肢关节肿胀，灼热疼痛	热痹，湿热瘀阻，气血不畅
	足跗肿张，兼全身浮肿	水肿病
	下肢肿胀，皮糙如象皮者	丝虫病
手指变形	手指关节呈梭状畸形，活动受限	风湿久蕴，痰瘀结聚
	指端增生肥厚，呈杵状膨大，常兼气喘唇暗	久病心肺气虚，血瘀痰阻
囊痈	阴囊红肿热痛，皮紧光亮，寒热交错	肝经湿热下注

分类	体征	病因病机
脱肛	直肠黏膜或直肠反复脱出肛门外，伴肛门松弛	脾虚中气下陷；久泻、久咳和习惯性便秘者
阴挺	妇女阴部有物下坠	气虚下陷，带脉失约，或胞络肾气受损
肛裂	肛管皮肤纵行裂开伴多发性小溃疡，排便疼痛流血	热结肠燥或阴虚精亏
痔疮	肛门内外生有紫红色软块，突起如峙	肠中湿热蕴结或血热肠燥，或久坐、负重、便秘，肛周血脉瘀滞，热血相搏不散
湿疮	男子阴囊或女子大小阴唇起疹，瘙痒灼痛，反复发作	肝经湿热下注，风邪外袭
	日久呈苔藓样变	阴虚血燥
肛瘘	直肠或肛管与周围皮肤相通所成瘘管，局部反复流脓、疼痛、瘙痒	肛周痈肿余毒未尽，溃口不敛
肛痈	肛周局部红肿疼痛，状如桃李，破溃流脓	湿热下注，或外感邪毒阻于肛周

第七节　望皮肤

【歌诀记忆】卫表合肺首受邪，探邪判津直观页；
　　　　　　五色各异独循因，形异多由血虚风；
　　　　　　斑疹高低亦有合，水疱总受湿侵风；
　　　　　　疮疡脓成险危城，痤疮青年总忌挤。

【立体记忆】

分类	体征	病因病机
黄疸	阳黄，黄色鲜明如橘皮色	湿热蕴蒸
	阴黄，黄色晦暗如烟熏色	寒湿阻滞
丹毒	头面部——抱头火丹；小腿足部——流火；全身、游走不定——赤游丹	发于上部，多因风热化火；下部多因湿热化火，或外伤染毒
黑疸	黄中显黑，黑而晦暗	黄疸病后期，劳损伤肾
白癜风	皮肤现点、片状白色改变，大小不等，边界清楚	风湿侵袭，气血失和，血不荣肤
斑	阳斑——抚之不碍手，压之不褪色，斑点成片，或红或紫	外感热病，热入营血，迫血外溢
	阴斑——抚之不碍手，压之不褪色，斑点大小不一，色淡红或紫暗，发无定处，面、背不见	内伤气虚，气不摄血
疹	麻疹——抚之碍手，压之褪色，儿童常见，出疹前发热恶寒，耳后出现红丝，3~4日出，色如桃红，形如麻粒，留棕褐色斑状色素沉着，并糠麸样脱屑	急性发疹性传染病，感受时邪疫毒
	风疹——抚之碍手，压之褪色，初起类似感冒，发热1~2日后，现淡红色斑丘疹，瘙痒，耳后及枕部瘰核肿大	发疹性传染病，感受风热时邪
	瘾疹——抚之碍手，压之褪色，突现大小不等、形状不一、边界清楚的红色或苍白色丘疹，剧烈瘙痒，发无定处，骤起骤消，退后无痕，反复发作	正气不足，卫外不固，外感风邪；或饮食失节，肠胃积热，复感风邪；或情志内伤，冲任不调，血虚生风；或过敏

15

分类	体征	病因病机
水疱	水痘——小儿皮肤粉红色丘疹，小水疱后结痂，常伴发热	外感时邪，内蕴湿热
	白痦——白色小疱疹，晶莹如粟	外感湿热之邪，郁于肌表，汗出不彻，蕴酿而生
	热气疮——皮肤黏膜交界处，现针头至绿豆大小，簇集成群的水疱，灼热瘙痒，溃后结痂	外感风温热毒，阻于肺胃，湿热熏蒸；或肝经湿热下注，阻于阴部
	缠腰火丹——单侧腰、肋，初起灼热刺痛，继黄豆大小簇集水疱，排列如带状	肝经湿热熏蒸
	湿疹——周身红斑后迅速出现丘疹、水疱，破后渗液，现红色湿润糜烂面	禀赋不耐，饮食失节，湿热内蕴，复感风邪，内外两邪相搏，郁于肌表
疮疡	痈——红肿高大，根盘紧束，焮热疼痛	湿热火毒蕴结，气血壅滞，热蒸肉腐成脓
	疽——有头疽，粟粒样脓头，焮热疼痛，易扩散；无头疽，漫肿无头，皮色不变，无热少痛，难消、难溃、难敛	阳证，外感热邪火毒，内蕴壅毒；阴证，气血亏虚，寒痰凝滞
	疔——形粟根深，状如钉木，麻木疼痛	多因竹木刺伤；或感受疫毒、疠毒、火毒
痤疮	颜面、胸、背等处，丘疹如刺，可挤出白色碎米样粉汁	青年多因肺经风热；年龄正常，可因饮食不节，脾胃蕴热或女性冲任不调

第八节 望舌质舌形

【歌诀记忆】三焦五脏映舌面，神活胃气常态存；
淡红薄白常人具，变异亦存非病征；
荣枯可断神存失，五色相沿深愈危；
红绛热象青紫瘀，老嫩实虚胖瘦湿；
点刺热极裂阴虚，齿痕常遇脾湿盛。

【立体记忆】

分类	舌象特征	临床意义	机理分析
荣舌	舌质荣润红活，活动自如——舌之有神	气血充盛，病中善候	气血尚荣于舌
枯舌	舌质干枯死板，活动不灵——舌之无神	气血衰败，病中恶候	脏腑气血衰败，不能荣润舌体
淡红舌	舌色淡红润泽	健康人、外感表证、内伤病轻	心血充足，胃气旺盛
淡白舌	舌色较常浅淡；枯白舌——色白无血色者	气血两虚、阳虚，虚寒，亡阳夺气	气血亏虚，血不荣舌；阳气虚衰，运血无力
红舌	舌色较常鲜红	兼黄厚苔——实热证；少苔或裂纹——虚热证；舌尖——心热；舌边——肝热	血得热而充盈舌体脉络
绛舌	舌色较常深暗	热盛证	有苔——热入营血，耗伤营阴；少苔——虚火旺盛，上炎于络

17

分类	舌象特征	临床意义	机理分析
青紫舌	青舌——全舌淡紫；紫舌——深绛而紫暗；紫红舌——舌色淡红而泛紫	气血瘀滞	青舌——全身性血行瘀滞；紫红舌——肺壅肝郁，气虚，亦见于先心病，食物、药物中毒
老嫩舌	苍老舌——舌质粗糙，舌色较暗	老舌多主实证	实邪亢盛，邪气瘀滞于上
	娇嫩舌——舌质细腻，舌色浅淡	嫩舌多主虚证	气血不足，或阳虚，寒湿内生
胖瘦舌	胖大舌——舌体较常大而厚	水湿、痰饮内停	脾肾阳虚，水湿停滞
	肿胀舌——舌体肿大，甚不能闭口	湿热、热毒上壅	脾胃湿热与痰热相搏湿热痰饮上犯，或心脾有热，或酒毒
	瘦薄舌——舌体较常瘦小而薄	气血两虚、阴虚火旺	气血阴液不足，舌失濡养
点刺舌	红星舌——大点为星；红点舌——小者为点；芒刺舌——舌乳头突起，摸之棘手	脏腑热极，或血分热盛	邪热炽盛，充斥舌络
裂纹舌	舌面现裂纹、裂沟	阴血亏虚、脾虚湿侵	热盛伤阴，或脾失健运，湿邪内侵
齿痕舌	舌体边缘较多牙齿压迫印记	脾虚、湿盛	舌胖大而润——寒湿壅盛，或阳虚水湿内停；舌质淡红——脾虚、气虚；舌红——湿热痰浊

分类	舌象特征	临床意义	机理分析
痿软舌	舌体无力，痿废不用	气血俱虚、阴亏极盛	气血亏虚；热极伤阴，舌体失养
强硬舌	舌体僵硬，屈伸不利，甚语言謇涩	热入心包、热盛伤津、风痰阻络	邪入心包，扰神无主；筋脉失养；舌络受阻
歪斜舌	伸舌时舌体偏向一侧	中风或中风先兆	肝风内动，夹痰夹瘀，经络阻滞
颤动舌	舌体抖颤，不能自主	肝风内动	气血亏虚，舌失濡养；肝阳化风
吐弄舌	吐舌——舌伸口外，不能回缩	心脾有热	疫毒攻心，或正气已绝
	弄舌——掉动不停		热甚动风先兆
短缩舌	舌体卷短、紧缩	寒凝、痰阻、血虚津伤；病中见舌短缩，为危重之象	色淡白或青紫，属寒凝经脉或气血俱虚，筋脉痿弱；舌短缩而胖，属脾虚不运，痰浊内蕴

第九节　望苔色

【歌诀记忆】苔源胃气上蒸成，夹邪可现苔病门；
　　　　　　厚薄进退争斗急，润燥亦是动变轮；
　　　　　　腐腻总有痰食积，剥脱阴伤地图生；
　　　　　　真假有无根定正，白寒黄热灰黑盛。

【立体记忆】

分类	舌象特征	临床意义	机理分析
薄厚苔	薄苔：透过舌苔隐隐可见舌质，见底苔；厚苔：不能见到舌质，不见底苔	反映邪正盛衰、邪气深浅；薄白苔为常象之一。薄苔主疾病初起，表证；厚苔主邪盛入里，或有痰饮食积	舌苔由薄转厚，舌苔长，邪气渐盛，或表邪入里；舌苔由厚转薄，舌苔消，病退邪消
润燥苔	润苔：舌苔润泽有津，干湿适中	反映津液的盈亏和输布情况	润苔为常象之一，疾病吉象
	滑苔：舌面水分过多，伸舌欲滴		滑苔：水湿之邪内聚
	燥苔：舌苔干燥		燥苔：体内津液已伤
	糙苔：苔如砂石，扪之糙手		糙苔：热盛伤津
腻腐苔	腻苔：苔质细腻，揩之不去，刮之不脱	主痰浊、食积；脓腐苔主内痈	湿浊内蕴，阳气被遏，痰饮停聚舌面
	腐苔：苔质疏松，形如豆腐渣，揩之易去		阳热有余，蒸熏胃浊上泛
	脓腐苔：苔质黏厚，形如疮脓		内痈或邪热内结，邪盛病重
剥落苔	舌苔全部或部分脱落，脱落出光滑无苔	主胃气不足，胃阴损伤；气虚两虚；测知胃气、胃阴存亡，反映邪正盛衰，判断预后	胃气匮乏，不能上熏于舌

分类	舌象特征	临床意义	机理分析
偏全苔	全苔：舌苔遍布；偏苔：舌苔偏于某处	病中全苔，主邪气散漫，多湿痰中阻；偏苔表明所候脏腑邪气停聚	舌苔偏于舌尖，胃气先伤；偏于舌根，邪退胃滞；见于舌中，痰饮食滞；偏于左右，肝胆湿热
真假苔	有根苔：舌苔坚实，刮之难去；无根苔：苔不着实，刮之即去	辨别疾病轻重、预后	胃气所生，邪气上聚，主实证；胃气匮乏，难续新苔，苔无根蒂，主虚证
白苔	薄白苔；厚白苔	正常舌苔；主表证、寒证	薄白苔滑：外感寒湿，或脾肾阳虚；薄白苔干：外感风热或凉燥；积粉苔：瘟疫或内痈
黄苔	浅黄苔；深黄苔；焦黄苔	主热证、里证	热邪熏灼；浅黄苔：热势轻浅，风热表证，或风寒化热入里初期；黄滑苔：寒湿、痰饮聚久化热，或气血亏虚，复感湿热
灰黑苔	灰苔：苔色浅黑；黑苔：较灰苔色深	主阴寒内盛，或里热炽盛	以苔质润燥判断寒热属性

第十节　望排出物

【歌诀记忆】分泌濡润别泄物，形色质量辨病邪；

　　　　　　色白质清多寒侵，质稠色黄总热临；

出血多是络迫伤，久出难停必体虚；

食渣多有积上逆，黄绿可怜肝胆经。

【立体记忆】

分类	体征	病因病机
寒痰	痰白质清稀	寒凝阻肺，津聚为痰；脾虚湿聚，上犯于肺
热痰	痰黄质黏稠，甚有结块	邪热阻肺，煎津为痰
燥痰	痰少质黏，难以咳出	燥邪犯肺；肺阴虚津亏，清肃失职
湿痰	痰白质滑，量多，易于咳出	脾失健运，湿聚为痰
咯血	痰中带血，色鲜红者	见于肺痨、肺癌，肺阴亏虚，肝火犯肺
脓血痰	痰味腥臭	见于肺痈，热毒壅肺，肉腐成脓
鼻鼽	反复清涕，量多，伴鼻痒、喷嚏频作	肺气虚，卫表不固，风寒侵袭
滞颐	小儿口角流涎	脾虚不摄津；胃热虫积
寒呕	呕吐物清稀无酸臭	脾胃阳虚；寒邪犯胃，胃失和降
热呕	呕吐物秽浊有酸臭	邪热犯胃，蒸腐胃食
痰饮	呕吐清水痰涎，胃有振水声，渴不欲饮	脾失健运，水饮内停，胃失和降
伤食	呕吐不消化、气味酸腐的食物	暴饮暴食，脾胃受损，食积不化，胃气上逆

第十一节　望小儿指纹

【歌诀记忆】小儿指纹分三关，位于食指桡侧缘；

从近至远风气命，三岁小儿皆适应；

淡紫隐隐不显风，指纹正常身体棒；

浮而主表沉主里，纹色红紫辨寒热；

指纹淡滞定虚实，风气命关测轻重。

【立体记忆】

望小儿指纹——察食指桡侧缘的浅表静脉即得。

指纹浮显——病邪在表，主外感表证。

指纹沉隐——病邪在里，主内伤里证。

纹色红——主寒证，鲜红浮显者为风寒表证；淡红浮显者内有虚寒。

纹色紫——邪热郁滞，气血壅滞，主里热证。

纹色青——主疼痛、惊风。

纹色黑——属重症病危。

纹色淡白——主脾虚、疳积，气血不足。

显风关——病邪初入，邪浅病轻。

达气关——病邪入里，邪深病重。

至命关——邪入脏腑，病情危重。

透关射甲——病情危殆。

第二章　闻诊

第一节　听声音

"听声审音，可察盛衰存亡。"——《四诊抉微》

【歌诀记忆】发声异常有三样，重浊失音和惊呼；

语言异常有六变，谵狂独郑错语謇；

呼吸异常有五变，喘哮短气少鼻鼾；

咳嗽多因六淫邪，胃失和降气逆呕；

气逆冲击呃逆响，饱嗝长缓噫嗳气；

情志抑郁常太息，喷嚏多变须注意；

肠鸣增多振水声，气滞肠道鸣稀少。

【立体记忆】

病变声音		病因病机	临床表现
发声	语声重浊	外感风寒、湿浊阻滞，肺气不宣、鼻窍不利	发声沉闷不清晰似有鼻音
	音哑失音	实因外感风寒、风热袭肺、痰湿壅肺而肺气不宣、清肃失职；虚因阴虚火旺、津亏肺损、肺气不足而发声无力	语声嘶哑为音哑，语而无声为失音；新病多实而谓金实不鸣；久病多虚而称金鸣不破；妊娠失音称子喑
	惊呼	多因剧痛或惊恐	患者突然发出惊叫声

病变声音		病因病机	临床表现
语言	谵语	邪热内扰神明	神识不清，语无伦次，声高有力，属实证
	郑声	久病脏气衰竭，心神散乱	神识不清，语言重复，时断时续，语声低弱模糊，属虚证
	独语	心气不足，神失所养，或气郁痰阻，蒙蔽心神	自言自语，喃喃不休，见人语止，首尾不续，属阴证
	错语	虚证多心气不足，实证多痰浊、瘀血、气郁阻碍心神	证分虚实，神识清楚而语言错乱，说后自知言错
	狂语	气郁化火，痰火互结，内扰神明	多属阳、实证，精神狂乱，语无伦次，狂躁妄言
	语謇	风痰阻络，为中风先兆或后遗症	神识正常，语言不流利且吐字不清，常称口吃
呼吸	喘	虚证多因肺气不足、肺肾亏虚、气失摄纳，见于病缓，气虚羸弱，动则甚喘而深吸为快，脉虚无力；实证多因风寒袭肺、邪热壅肺、痰饮停肺，见于发作急骤，声高息粗且深长，以呼为快，脉实有力	呼吸困难、短促急迫，甚至张口抬肩、鼻翼扇动而难以平卧
	哮	多因痰饮复感外邪，或久居湿寒地，或过食酸、咸、生冷	喉间有哮鸣声，喘不兼哮，哮必兼喘
	短气	虚证兼形瘦神疲声低，多因体虚、元气虚少；实证兼呼吸声粗、胸腹胀满，多因痰饮气滞	呼吸气急短促，气短不足以息

病变声音		病因病机	临床表现
呼吸	少气	主诸虚劳损，久病体虚，肺肾气虚	呼吸微弱声低，气少不足以息，言语无力
	鼻鼾	可因睡姿不当、慢性鼻病、体胖多痰所致；昏睡不醒或神识昏迷多属高热神昏或中风入脏之危候	熟睡或昏迷时鼻喉发出的异常声响

病变声音	病因病机	临床表现	临床意义
咳嗽	六淫外邪袭肺，内伤损肺，或有害气体刺激等而致肺失宣降，肺气上逆	咳声重浊沉闷	多实证，寒痰湿浊停肺，肺失肃降
		咳声轻清低微	多虚证，久病耗伤肺气，肺失宣降
		咳声重浊，痰白清晰，鼻塞	风寒袭肺，肺失宣降
		咳声响亮，痰黄难咳	多热证，灼伤肺津
		咳嗽痰多易咳	痰浊阻肺
		干咳无痰或痰少而黏难咳	燥邪犯肺、阴虚肺燥
		顿咳，连续不断，咳止有鸡鸣样回声，又称"百日咳"	风邪与痰热互结，常见于小儿
		咳如犬吠，嘶哑，喉中白膜	时疫攻喉，多见白喉
呕吐	胃失和降，胃气上逆	吐势徐缓，声音微弱，呕吐物清晰	虚寒证
		吐势较猛，声音壮厉，呕吐出黏稠黄水，或酸或苦	实热证

病变声音	病因病机	临床表现	临床意义
呕吐	胃失和降，胃气上逆	呕吐呈喷射状	热扰神明，或头颅外伤，或脑髓有病
		呕吐酸腐味食物	伤食，食滞胃脘，胃失和降，胃气上逆
		共同进餐多人呕吐	食物中毒
		朝食暮吐，暮食朝吐	胃反，脾阳虚证
		口干欲饮，饮后则吐	水逆，饮邪停胃，胃气上逆
呃逆	胃气上逆	实证，呃声频作，高亢短有力	新病，多寒热邪客于胃
		虚证，呃声低沉，声弱无力	久病，胃气衰败之危候
		突发，呃声不高不低，持续，无其他病史	常证，不治而愈
嗳气	胃气上逆	嗳气酸腐，脘腹胀满	多宿食内停，实证
		嗳气频作响亮，后脘腹胀减，因情志增减	肝气犯胃，实证
		嗳气低沉，无酸腐味兼食少纳呆	脾胃虚，虚证
太息	情志不遂，肝气郁结	情志抑郁，胸闷不畅时发出的长吁或短叹声	—
喷嚏	肺气上逆于鼻	新病喷嚏兼恶寒发热，鼻塞流清涕	外感风寒，鼻窍不利，属表寒证
		季节变化反复喷嚏，鼻痒，流清涕	气虚、阳虚

病变声音	病因病机	临床表现	临床意义
肠鸣音增多	胃肠气机不利	振水声	饮水过多，正常
		脘腹鸣响，得温食则减	中气不足，胃肠虚寒
		肠鸣高亢频急，脘腹痞满，大便泄泻	风寒湿邪
		伴腹痛便急，腹泻或水样便，或伴呕吐	饮食不洁
		肠鸣阵作，腹痛欲泄，泄痛减，胸胁满闷不舒	肝脾不调
肠鸣音减少	肠道传导失司：实热蕴结肠胃，肠道气机受阻；肝脾不调气郁，肠道腑气不通；脾肺气虚，肠道虚，传导无力；阴寒凝滞，气闭肠道不通	肠鸣音消失，腹满胀痛拒按	肠道气滞不通重症，见于肠痹、肠结

【指点迷津】

失音与失语的区别：失音是神志清楚而不能发声，即"语而无声"；失语是神志清楚虽可发声，但语不成句，表达障碍，即"有声而无语"，多见于中风或脑外伤后遗症。

第二节　嗅气味

【歌诀记忆】嗅气味分两大头，病体和病室之气；

　　　　　　病体之气有五类，口汗痰涕呕吐泄；

　　　　　　病室之气源自身，推断病情的参考。

【立体记忆】

病体之气		病因病机	临床表现
口气	口臭	口腔不洁、龋齿、便秘、消化不良	口中散发臭气
	酸臭	食积胃肠	口气酸臭，兼见食少纳呆、脘腹胀满
	臭秽	胃热	口气臭秽
	腐臭	溃腐脓疡	口气臭秽，兼见咳吐脓血
	牙疳	—	口气臭秽难闻，牙龈腐烂
汗气	腥膻	风温、湿温、热病	汗出腥膻
	腥臭	瘟疫或暑热火毒炽盛	汗出腥臭
	狐臭	湿热内蕴	腋下随汗发出阵阵臊臭味
痰涕之气	清稀	寒证	咳吐痰涎清稀量多无特异气味
	黄稠	肺热壅盛	咳痰黄稠味腥
	肺痈	热毒炽盛	咳吐浊痰脓血，腥臭异常
	鼻渊	—	鼻流浊涕，腥秽如鱼脑
	无味	外感风寒	鼻流清涕无气味
呕吐物之气	无臭	胃寒	呕吐物清稀无臭味
	酸臭	胃热	气味酸腐臭秽
	酸腐	食积	呕吐未消化食物，气味酸腐
	腥臭	内有痈疡	呕吐脓血而腥臭

病体之气		病因病机	临床表现
排泄物之气	大便臭秽	肠中郁热	大便臭秽难闻
	大便溏泄	脾胃虚寒	大便溏泄而腥
	大便泄泻	伤食	大便泄泻臭如败卵，或夹有未消化食物，矢气酸臭
	小便黄赤	膀胱湿热	小便黄赤混浊，臊臭异常
	尿液异味	消渴病后期	尿液散发着烂苹果样气味
	月经臭秽	热证	妇女月经臭秽
	经血味腥	寒证	经血味腥
	带下臭秽	湿热	带下臭秽而黄稠
	带下清稀	寒湿	带下腥臭而清稀
	崩漏	或有癌变	崩漏或者带下奇臭，兼见颜色异常

病室之气	病因病机	临床表现
臭气触人	瘟疫类疾病	病室臭气触人
血腥	失血证	病室有血腥味
腐臭	溃腐疮疡	病室有腐臭味
尸臭	脏腑衰败，病情重笃	病室有尸臭
尿臊	水肿晚期	病室有尿臊味
烂苹果味	重症消渴	病室有烂苹果味
蒜臭	有机磷农药中毒	病室有蒜臭味

第一节　问一般项目

【歌诀记忆】姓别年龄与婚否，民族职业与籍贯；

　　　　　　工作单位与住址，联系方式也要问。

【立体记忆】

　　一般情况：患者的姓名、性别、年龄、婚否、民族、职业、籍贯、工作单位、现住址、联系方式等。

$$\begin{cases} 小儿——水痘、麻疹、顿咳 \\ 中老年人——中风、肺胀、胸痹 \end{cases}$$

$$\begin{cases} 妇女——月经、带下、妊娠、产育 \\ 男子——遗精、早泄、阳痿 \end{cases}$$

$$\begin{cases} 青壮年——多实证 \\ 老年人——多虚证 \end{cases}$$

【指点迷津】

　　问一般项目的意义：

　　（1）便于书写病历及与病人联系。

　　（2）便于掌握与疾病有关的相关资料。

第二节 问主诉和病史

一、主诉

【歌诀记忆】 主诉即就诊原因，一般不过二十字；

症状体征和时间，当前疾病主矛盾。

【立体记忆】

主诉是患者对就诊原因的叙述，即促使患者就诊的最痛苦的症状、体征及其持续时间。

特点：只用1~2个症状，字数一般不超过20字。

【指点迷津】

一般不用诊断性术语，如"肝阳上亢""胸痹"等，只能用具体症状、体征进行描述。但若患者就诊时无自觉症状，或望、闻、问、切诊均未发现异常体征，仅仅是现代医学体检、化验或仪器检查发现异常时可以例外。

二、现病史

【歌诀记忆】 起病时间和缓急，诱因症状须具体；

病变过程按时间，诊治经过须详细；

现在症状为主要，辨病辨证全靠它。

【立体记忆】

（1）起病情况主要包括发病时间、起病缓急、发病原因或诱因、最初症状及其性质、部位、当时的处理情况等。

（2）病变过程是从患者起病到本次就诊时病情发展变化的情况。

（3）诊治经过是指患者患病后至此次就诊前所接受的诊断与治疗情况。如曾在何处做过哪些检查，诊断结论，经过哪些治疗，治疗的效果如何等。对当前的诊断和治疗有重要的参考和借鉴作用。

（4）现在症是指患者就诊时所感到的痛苦和不适。

【指点迷津】

起病情况 { 起病急、病程短——多外感病，多实证

患病久、反复发作——多内伤病，多虚证或虚实夹杂证

【医者案头】

对于初学者而言，问现病史相对较难，一定要厘清患者本次就诊最核心、最困扰他们的病痛到底是哪一个，继而就此一两个主症继续深入追问，切忌被患者五花八门的"主诉"带偏。

三、既往、个人、家族史

【歌诀记忆】既往健康与患病，个人生活饮食居；

精神情志婚育全，家族助诊遗传病。

【立体记忆】

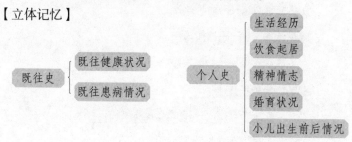

既往史 { 既往健康状况

既往患病情况

个人史 { 生活经历

饮食起居

精神情志

婚育状况

小儿出生前后情况

家族史：患者有血缘关系的直系亲属（父母、子女、兄弟姐妹等）的健康与患病情况，有助于某些遗传性疾病和传染性疾病的诊断。

第三节　问现在症

一、问寒热

"阴阳不可见，寒热见之。"——张介宾

【歌诀记忆】寒热常见四种型，恶寒发热表证显；

风寒恶寒重于热，风热发热重于寒；

伤风恶风发热轻，但寒不热显里寒；

新病恶寒里实寒，久病畏寒里虚寒；

但热不寒因里热，壮热是因里实热；

潮热阳明日晡时，阴虚潮热夜午时；

湿温午热身不扬，微热气虚与阴虚；

另加气郁儿夏季，寒热往来在少阳。

【立体记忆】

恶寒发热
- 恶寒重发热轻——风寒表证
- 发热重恶寒轻——风热表证
- 发热轻而恶风——伤风表证

但寒不热
- 新病但寒不热——里实寒证
- 久病但寒不热——里虚寒证

但热不寒
- 壮热——里实热证
- 潮热
  - 阳明潮热——伤寒之阳明腑实证
  - 阴虚潮热——阴虚证
  - 湿温潮热——湿温病
- 微热
  - 气虚发热
  - 阴虚发热
  - 气郁发热
  - 小儿夏季热

寒热往来
- 发有定时——疟疾
- 发无定时——少阳证

【指点迷津】

鉴别点	阳明潮热	阴虚潮热	湿温潮热
发热时间及程度	日晡（下午3～5时，即申时）发热明显	午后和夜间低热	午后热甚
兼症	口渴饮冷、腹胀便秘	颧红、盗汗、五心烦热	身热不扬
意义	伤寒之阳明腑实证	阴虚证	湿温病

二、问汗

"阳加于阴谓之汗。"——《素问·阴阳别论》

【歌诀记忆】问汗首问有无汗，无汗表证多风寒；

里证血虚阴阳虚，有汗表证多风热；

里证里热与里虚，特殊自盗绝战黄；

自汗多主气阳虚，绝亡阴阳盗阴虚；

上中元气吃头汗，手足阴虚阳明湿；

心胸心脾与心肾，半身痿中风截瘫。

【立体记忆】

问诊内容		临床表现	临床意义
有汗无汗	无汗	无汗	表证：风寒表证；里证：阴津、血、阳气亏虚
	有汗	有汗	表证：风热表证、风邪犯表；里证：里热、里虚
特殊汗出	自汗	醒时经常汗出，活动后尤甚	气虚、阳虚
	盗汗	睡时汗出，醒来汗止	阴虚、气阴两虚
	绝汗	病情危重，大汗不止	亡阴、亡阳
	战汗	先恶寒战栗而后汗出	外感热病或伤寒邪正剧烈斗争，疾病发展的转折点
	黄汗	汗出沾衣，色如黄柏汁	风湿热邪交蒸

问诊内容		临床表现	临床意义
局部汗出	头汗	汗出仅见于头部，或头颈部汗出量多	上焦热盛、中焦湿热、元气将脱
	手足汗出	手足心汗出	阴虚内热、阳明燥热内结、脾胃湿热内盛
	心胸汗出	心胸部易汗出或汗出过多	心脾两虚、心肾不交
	半身汗出	仅一侧身体汗出	痿病、中风、截瘫

【指点迷津】

自汗多由于气虚引起，盗汗多由于阴虚引起，若气阴两虚，则会自汗与盗汗并见。

【医者案头】

临床上碰到盗汗的患者，除了从中医角度考虑患者的病因病机外，还应注意患者是否同时有体型消瘦、低热、食欲不振等症状，鉴别诊断需要考虑是否有肺结核病的可能。

三、问疼痛

【歌诀记忆】胀痛气滞刺痛瘀，游走行痹窜气滞；

固定胸腹多瘀血，四肢寒热湿热瘀；

冷痛寒实阳气虚，灼痛火邪和阴虚；

绞痛瘀虫与结石，重痛多湿隐痛虚；

酸痛肾虚或湿邪，空痛常为气血虚。

【立体记忆】

1. 问疼痛的性质

疼痛的性质	临床表现	临床意义
胀痛	疼痛兼有胀感或胀甚于痛	气滞
刺痛	疼痛如针刺或刀割	瘀血
游走痛	疼痛部位游走不定	行痹
窜痛	疼痛部位走窜不定	气滞
固定痛	疼痛部位固定不移	胸胁脘腹——瘀血；四肢关节——寒湿、湿热阻滞，或热壅血瘀
冷痛	疼痛有冷感而喜暖	寒邪阻滞经络，或阳气亏虚
灼痛	疼痛有灼热而喜凉	火邪窜络，或阴虚火旺
绞痛	痛势剧烈，如刀绞割	有形实邪，或寒邪
重痛	疼痛兼有沉重感	湿邪
隐痛	疼痛不剧烈，尚可忍耐，但绵绵不休	阳气、精血亏虚，脏腑经脉失养
酸痛	疼痛兼有酸软感	湿邪侵袭肌肉，或肾虚骨髓失养
空痛	疼痛兼有空虚感	气血亏虚，阴精不足，脏腑经脉失养

2. 问疼痛的部位

（1）头痛

经脉	疼痛部位
阳明经	前额连眉棱骨痛
太阳经	后头连项痛
少阳经	头两侧痛
厥阴经	颠顶痛

（2）胸痛

	临床表现	临床意义	主病
胸痛	左胸心前区憋闷作痛，时痛时止，痛引肩臂者	痰、瘀等邪阻心脉	胸痹
	胸背彻痛剧烈，面色青灰，手足青至节	心脉急骤闭塞不通	厥心痛（真心痛）
	胸痛，颧赤盗汗，午后潮热，咳痰带血	肺阴亏虚，虚火灼伤肺络	肺痨
	胸痛，喘促鼻扇，壮热面赤	热邪壅肺	肺热病
	胸痛，壮热，咳吐脓血腥臭痰	痰热壅肺，腐肉成脓	肺痈
	胸部胀痛或窜痛，太息易怒	情志郁结不舒，胸中气机不利	——
	胸部刺痛，固定不移	跌打外伤，瘀血阻滞胸部脉络	——
	胸肋软骨疼痛而局部高起，皮色不变，或沿肋骨相引掣痛	气结痰凝血瘀，经气不和	胁肋痛

（3）脘痛

	临床表现	临床意义
脘痛	胃脘冷痛剧烈，得热痛减	寒邪犯胃
	胃脘灼热疼痛，消谷善饥，口臭便秘	胃火炽盛
	胃脘胀痛、嗳气、郁怒则痛	胃腑气滞
	胃脘刺痛、痛有定处	胃腑血瘀
	胃脘剧痛暴作，出现腹部板硬、压痛及反跳痛	胃穿孔
	胃脘疼痛失去规律，痛无休止而明显消瘦	考虑胃癌

（4）腹痛

	临床表现	临床意义
腹痛	腹部持续性疼痛，阵发性加剧，伴腹胀、呕吐、便闭	肠痹、肠结
	全腹痛，有压痛及反跳痛	腹部脏器穿孔或热毒弥漫
	脐外侧及下腹部突然剧烈绞痛，向大腿内侧及阴部放射，兼见尿血	结石
	妇女小腹及少腹部疼痛	痛经、异位妊娠破裂

（5）背痛

	临床表现	临床意义
背痛	背痛不可俯仰	寒湿阻滞、督脉损伤
	背痛连项	风寒客于足太阳经
	肩背痛	寒湿阻滞、经脉不利

（6）腰痛

	临床表现	临床意义
腰痛	绵绵作痛，酸软无力	肾虚
	腰部冷痛沉重，阴雨天加重	寒湿
	腰部刺痛，或痛连下肢	瘀血阻络、腰椎病变
	腰部突然剧痛，向少腹部放射，兼见尿血	结石阻滞
	腰痛连腹，绕如带状	带脉损伤

（7）周身疼痛

	临床表现	虚实	临床意义
周身疼痛	新病周身痛	实证	外感风寒、风湿或湿热疫毒
	久病卧床不起而周身痛	虚证	气血亏虚，形体失养

【指点迷津】

绞痛 { 心脉痹阻引起的"真心痛"
结石阻滞胆管引起的上腹痛
寒邪犯胃引起的胃脘痛 } 心、胆、胃

疼痛 { 实证：新病疼痛，痛势剧烈，持续不解，或痛而拒按——不通则痛
虚证：久病疼痛，痛势较轻，时痛时止，或痛而喜按——不荣则痛 }

四、问周身其他不适

【歌诀记忆】头晕真假需辨明，痰火瘀虚皆可晕；
胸闷心悸要警惕，急查心电莫迟疑；
脘痞腹胀多伤脾，情志不畅亦是因；
身重乏力常有湿，温阳利水补脾虚。

【立体记忆】

1. 头晕

定义	临床表现	临床意义
自觉头脑眩晕，轻者闭目自止，重者感觉自身或眼前景物旋转，不能站立	头晕胀痛、口苦、易怒、脉弦数	肝火上炎、肝阳上亢，脑神被扰
	头晕面白、神疲乏力、舌淡脉弱	气血亏虚，脑失充养
	头晕而重、如物缠裹、痰多苔腻	痰湿内阻，清阳不升
	头晕耳鸣、遗精健忘、腰膝酸软	肾虚精亏，髓海失养
	外伤后头晕刺痛	瘀血阻滞，脑络不通

2. 胸闷

定义	临床表现	临床意义
自觉胸部痞塞满闷	胸闷、心悸气短	心气虚或心阳不足
	胸闷、咳喘痰多	痰饮停肺
	胸闷、壮热、鼻翼扇动	热邪或痰热壅肺
	胸闷气喘、畏寒肢冷	寒邪客肺
	胸闷气喘、少气不足以息	肺气虚或肺肾气虚

3. 心悸

定义	临床表现	临床意义
自觉心跳不安的症状。因受惊而发，或心悸易惊者，为惊悸；无明显外界诱因，心跳剧烈，上至心胸，下至脐腹，悸动不安者，为怔忡	心悸、气短、乏力、自汗	心气、心阳亏虚，鼓动无力
	心悸、面白唇淡、头晕气短	气血两虚，心神失养
	心悸、颧红、盗汗	心阴不足，心神失养
	心悸、时作时止、胸闷不适、痰多	胆郁痰扰，心神不安
	心悸、下肢或颜面浮肿、喘促	阳虚水泛，水气凌心
	心悸、短气喘促、胸痛不移、舌紫暗	心脉痹阻，血行不畅

4. 胁胀

定义	临床表现	临床意义
自觉一侧或两侧胁部胀满不舒的症状	胁肋胀痛、太息易怒、脉弦	肝气郁结
	胁肋胀痛、身目发黄、口苦、苔黄腻	肝胆湿热
	胁胀、患侧肋间饱满、咳唾引痛	饮停胸胁

5. 脘痞

定义	临床表现	临床意义
自觉胃脘胀闷不舒的症状，是脾胃病变的表现	脘痞、饥不欲食、干呕、舌红少苔	胃阴亏虚
	脘痞、食少、便溏	脾胃气虚
	脘痞、嗳腐吞酸	食积胃脘
	脘痞、纳呆呕恶、苔腻	湿邪困脾
	脘痞、胃脘有振水声	饮邪停胃

6. 腹胀

定义	临床表现	临床意义
自觉腹部胀满，痞塞不适，甚则如物支撑的症状	食后腹胀	脾虚不运
	腹胀、冷痛、呕吐清水	寒湿犯胃或脾胃阳虚
	腹胀、身热面赤、便秘、腹硬痛拒按	热结阳明的阳明腑实证
	腹胀、食欲不振、嗳腐吞酸，或腹痛拒按、大便秘结	食积
	腹胀、嗳气太息、遇情志不舒加重	肝气郁滞
	腹胀、呃逆呕吐、腹部按之有水声	痰饮
	小儿腹大、面黄肌瘦、不欲进食、发结如穗	疳积

7. 身重

定义	临床表现	临床意义
自觉身体沉重的症状	身重、脘闷苔腻	湿困脾阳，阻滞经络
	身重、浮肿	水湿泛溢肌肤
	身重、嗜卧、疲乏	脾气虚
	热病后期见身重乏力	邪热耗伤气阴，形体失养

8. 身痒

自觉全身皮肤瘙痒不适的表现。多由风邪袭表、血虚风燥、湿热浸淫等所致。多见于风疹、瘾疹、疮疥、黄疸等疾病。

9. 麻木

定义	临床表现	临床意义
自觉皮肤发麻，或肌肤感觉减退甚至消失的症状，亦称不仁	颜面麻木、伴有口眼歪斜	风邪阻络，见于中风的中络证
	四肢麻木、活动正常、伴有关节痛	寒湿阻滞，可见于痹证
	四肢麻木、痿废不用	脾胃虚弱，可见于痿病
	半身麻木、活动自如	中风先兆

10. 拘挛

手足筋肉挛急不舒，屈伸不利的症状。多因寒邪凝滞或气血亏虚。

11. 乏力

定义	临床表现	临床意义
自觉肢体懈怠，疲乏无力的症状	乏力、神疲气短、倦怠懒言，动则尤甚，舌淡脉弱	气虚
	乏力、头晕、心悸气短，伴面色无华	气血亏虚
	乏力身重、困倦，伴纳呆脘痞、苔腻、脉濡	湿困
	乏力身重、困倦，伴面色萎黄、便溏或稀便、食少腹胀	脾虚湿盛

【指点迷津】

（1）头痛的临床意义主要有肝火肝阳、气血亏虚、痰湿内阻、肾虚精亏、瘀血阻滞。

（2）胸闷主要与心肺有关。

（3）胁胀主要与肝胆和悬饮有关。

（4）脘痞和腹胀是脾胃病的表现。

（5）麻木主要与风、痰、瘀、虚有关。

五、问饮食与口味

"问渴与不渴，可以察里证之寒热，而虚实之辨，亦从以见。凡内热之甚，则大渴喜冷……凡口虽渴而喜热不喜冷者，此非火证，中寒可知。"——《景岳全书》

【歌诀记忆】渴饮多少辨病因，口渴咽干燥伤津；

　　　　　　口渴喜冷为实热，口渴多饮为消渴；

　　　　　　阴虚湿热饮水少，饮吐有痰漱水瘀；

　　　　　　口甜脾湿苦肝胆，酸馊食积伤脾虚。

【立体记忆】

1. 问口渴与饮水

类型	临床表现	临床意义	病机
口不渴	无明显口渴的感觉、饮水也不多	提示津液未伤，多见于寒证、湿证	寒、湿为阴邪，不耗伤津液
口渴多饮	口渴咽干、鼻干唇燥，发于秋季	燥邪伤津	—
	口大渴喜冷饮，兼高热面赤、汗出心烦、小便短黄、脉洪数	实热证	里热炽盛，耗伤津液
	口渴多饮，甚或饮一溲一，小便量多、多食易饥、身体消瘦	消渴病	素体阴虚，燥热内生，阴津耗损

类型	临床表现	临床意义	病机
渴不多饮	外感疾病见口干微渴、恶寒发热、咽痛、脉浮数	风热表证	风热之邪外侵，热象不重，津伤较轻，故口干微渴
	温病见口渴而不多饮、身热夜甚、心烦不寐、舌质红绛	营分证	热入营分，灼伤营阴，故见口渴；但邪热蒸腾营阴上潮于口，故不多饮
	口干不欲饮，兼见五心烦热、颧红盗汗、舌红少苔、脉细数	阴虚证	阴津亏虚，虚火内扰
	口渴不多饮，兼身热不扬、头身困重、胸闷纳呆、舌苔黄腻	湿热证	湿热为患，热灼津伤，故见口渴；但湿邪内阻，郁蒸于内，故饮水不多
	口渴喜热饮、饮入不多或水入即吐	痰饮病	脾胃阳虚，饮停胃肠，致津液输布障碍，不能上承于口，故见口渴喜热饮；饮后水停胃肠更甚，胃失和降而上逆，故水入即吐
	口干、但欲漱水不欲咽，兼舌质青紫、脉涩	血瘀证	瘀血内阻，气化不利，津液输布异常，不能上承于口，故见口干；体内津液本不匮乏，故但欲漱水而不欲咽

2. 问食欲与食量

类型	临床表现	临床意义
食欲减退	纳呆食少、形体消瘦、面色淡白或萎黄、腹胀便溏、疲倦乏力、舌淡、脉虚	脾胃气虚
	纳呆腹胀、胸闷恶心、呕吐泄泻、头身困重、苔腻、脉滑	湿邪困脾
	不欲饮食、寒热往来、胸胁苦满、神情默默、口苦咽干、目眩	少阳病
厌食	厌恶食物、食欲大减、甚至恶闻食味	食滞、湿邪困阻脾胃
	厌食腹胀、脘闷欲呕、嗳腐食臭、舌苔厚腻、脉滑	食滞胃脘
	厌食油腻、脘闷腹胀、泛恶欲呕、便溏不爽、肢体困重	湿热蕴脾
	厌油腻饮食、身目发黄、胁肋胀痛、口苦咽干	肝胆湿热
	女子妊娠早期，见厌食恶心或食入即吐	妊娠反应
消谷善饥	消谷善饥，兼多饮多尿、身体消瘦	消渴病
	多食易饥，兼见大便溏泄	胃强脾弱
饥不欲食	虽有饥饿的感觉但不欲进食，或进食不多	胃阴虚
偏嗜食物	小儿偏嗜生米、泥土，兼见腹胀腹痛，面色萎黄	虫积
	妇女妊娠期间，偏嗜酸辣食物	生理现象，不属病态

3. 问口味

类型	临床表现	临床意义
口淡	味觉减退、口中乏味，常伴食欲减退	脾胃虚弱
口苦	自觉口中有苦味	心火上炎、肝火上炎、胆气上泛
口甜	口中甜而黏腻、脘闷不舒、舌苔黄腻	脾胃湿热
	口甜而食少、神疲乏力	脾虚
口酸	口中泛吐酸水、嗳气不适、脘腹疼痛	肝火犯胃
	口中有酸馊味、口气酸臭	暴饮暴食，损伤胃肠，食积不化，胃中浊气上泛
口咸	自觉口中有咸味	肾虚或寒证
口涩	自觉口中有涩味、如食生柿、燥涩不适	燥热伤津，脏腑热盛
口黏腻	自觉口中黏腻不适	湿浊困阻中焦，如脾胃湿热、食积化热、痰湿内盛

【指点迷津】

若患者食欲逐渐减退，食量渐少，日渐消瘦者，是后天脾胃功能渐衰，疾病加重。反之，久病患者，食欲逐渐好转，食量渐增，精神好转者，表示胃气渐复，预后较好。若危重患者，本来毫无食欲，突然索食，食量大增，称为"除中"，是假神的表现之一，因胃气败绝所致。

六、问二便

"二便为一身之门户，无论内伤外感，皆当察此，以辨其寒热虚实。盖前阴通膀胱之道，而其利与不利、热与不热，可察气化之强弱……后阴开大肠之门，而其通与不通、结与不结，可察阴阳之虚实。"——《景岳全书》

【歌诀记忆】便秘冷热阴血虚，泄泻寒热肝脾食；
　　　　　臭如败卵有湿热，白陶色样见黄疸；
　　　　　小便清长阳虚寒，小便短黄热伤津。

【立体记忆】

1. 问大便

大便异常		临床表现	临床意义
便次异常	便秘	便秘、腹胀痛拒按、口渴喜饮、舌苔黄燥	热结便秘
		大便秘结、排出困难、数日一行，兼口燥咽干、舌红少苔、脉象细数	阴虚
		大便秘结、难以排出，兼见面色无华、少气乏力、头晕目眩	气血亏虚
		大便艰涩、排出困难、面色苍白、手足不温、舌淡、脉沉迟	冷秘
	泄泻	新病暴泻、泻下清稀如水、肠鸣腹痛，或伴恶寒发热	寒湿泄泻
		泄泻腹痛、泻而不爽、粪色黄褐、气味臭秽，兼见肛门灼热、小便短黄	湿热泄泻
		脘闷纳呆、腹痛泄泻、泻下臭秽、泻后痛减，或大便中伴有不消化之物	伤食
		纳少腹胀、大便溏泄、脘腹隐痛喜按、面色萎黄、消瘦神疲	脾虚
		黎明前腹痛作泻、泻后则安、腰膝酸冷、形寒肢冷	脾肾阳虚
		腹痛作泻、泻后痛减，每因情志抑郁恼怒或精神紧张时症状加重	肝郁乘脾

大便异常		临床表现	临床意义
便色异常	大便黄褐如糜而臭	大便黄褐而臭，兼发热、腹痛腹胀、口渴、舌苔黄腻	大肠湿热
	大便灰白	大便颜色灰白如陶土、溏结不调	黄疸
	大便有黏冻、脓血	大便脓血并见，或伴有黏液	痢疾
便质异常	完谷不化	大便泄泻日久、完谷不化、腹痛喜温喜按、面白神疲或腰膝酸冷	脾肾阳虚
		暴饮暴食，见大便完谷不化、腹胀腹痛、泻下臭秽	伤食
	溏结不调	患者平素大便时干时稀	肝郁脾虚
		大便先硬后溏	脾虚
	便血	远血大多表现为先便后血、便血暗红或紫黑，甚至色黑如柏油样	脾虚不能统摄血液，瘀阻胃络
		近血大多表现为大便带血、血色鲜红、血液附于粪便表面，或于排便前后点滴而出	大肠湿热，或大肠风燥，伤及血络
排便感异常	肛门灼热	排便时自觉肛门周围有灼热不适之感	大肠湿热
	里急后重	腹痛窘迫、时时欲泻、肛门重坠、便出不爽	痢疾
	排便不爽	腹痛欲便、排便不爽、抑郁易怒	肝郁乘脾，大肠气滞
		排便不爽、腹痛泄泻、黄褐臭秽、肛门灼热，或伴里急后重	大肠湿热，肠道气机受阻
		大便不爽、腹胀腹泻、夹有未消化食物、酸臭难闻	伤食

大便异常		临床表现	临床意义
排便感异常	滑泻失禁	滑泻不止、腹痛喜温喜按、形瘦纳少、倦怠乏力	脾阳虚
		滑泻失禁，兼见腰膝冷痛，或为五更泻	肾阳虚
	肛门重坠	肛门重坠，甚或脱肛、头晕乏力、面色少华	脾虚气陷
		肛门重坠、腹痛窘迫、时时欲泻、大便黄褐臭秽，或见脓血便	大肠湿热

2. 问小便

小便异常		临床表现	临床意义
尿量异常	尿量增多	小便清长量多、形寒肢冷	虚寒
		小便量多、伴多饮、多食而身体消瘦	消渴病
	尿量减少	高热汗出、小便短少、口渴	实热证
		尿少而肌肤浮肿	水肿病
尿次异常	小便频数	小便频数、短赤、尿急、尿痛	淋病
		老年人或久病患者小便频数、色清量多、夜间明显	肾阳虚衰，或肾气不固，膀胱失约
	癃闭	小便不畅，点滴而出者为"癃"；小便不通，点滴不出者为"闭"	实证多因湿热下注、瘀血内阻、结石阻塞；虚证由年老气虚，或肾阳不足，膀胱气化功能减退

小便异常		临床表现	临床意义
尿色质异常	小便清长	小便色清量多	寒盛、阳虚
	小便短黄	小便色黄而短少	热盛伤津，或汗、吐、下太过，耗伤津液
	尿中带血	尿血鲜红、小便黄赤、心烦口渴	热伤膀胱血络，或心火亢盛移热小肠
		尿血日久，兼见面色不华、少气懒言，或见皮肤紫斑	脾不统血
		久病尿血、头晕耳鸣、腰膝酸痛	肾气不固
	小便混浊	小便混浊如膏脂，或尿时疼痛，苔黄腻、脉滑数	湿热下注膀胱
		小便混浊如米泔、小腹坠胀、面色淡白、神疲乏力、劳则尤甚	中气下陷
	尿中有砂石	尿中夹有砂石，兼见小便短赤疼痛，或有尿血	石淋
排尿感异常	小便涩痛	排尿时自觉尿道灼热疼痛、小便涩滞不畅	淋病
	余沥不尽	排尿后仍有小便点滴不尽	肾阳虚、肾气不固
	小便失禁	患者神志清醒时，小便不能随意控制而自行溢出	肾气亏虚，或尿路损伤，或湿热、瘀血阻滞

【指点迷津】

（1）便秘按其病因可以归纳为两点：热和气血阴虚津少，阻滞。泄泻可归纳为寒湿、湿热或食积。

（2）完谷不化、溏结不调、便脓血、便血的鉴别。

临床表现	临床意义
完谷不化	脾肾虚
溏结不调	脾虚、肝脾不调
便脓血	痢疾、热毒、癌症
便血	热或脾虚、全身性疾病

（3）排尿感异常的临床表现和临床意义。

临床表现	临床意义
尿道涩痛	热淋证
余溺不尽	肾虚不化、阻塞、淋证
小便失禁	肾虚不化、尿路失约（损伤、湿热）、神的异常

七、问睡眠

"阳气尽，阴气盛，则目瞑；阴气尽而阳气盛，则寤矣。"——《灵枢·口问》

【歌诀记忆】阳盛阴虚难入眠，心肾不交脾虚弱；

阴盛阳虚多睡眠，心肾阳虚脾湿困。

【立体记忆】

1.失眠

经常不易入睡，或睡而易醒，难以复睡，或时时惊醒，睡不安宁，甚至彻夜不眠的症状，或伴有多梦，又称为不寐或不得眠。主要是由于机体阴阳平衡失调，阴虚阳盛，阳不入阴，神不守舍、心神不安所致，有虚实之分。

2.嗜睡

	临床表现	病机
精神疲倦，睡意很浓，经常不自主地入睡的症状，亦称多寐、多眠睡	困倦嗜睡、头目昏沉、胸闷脘痞、肢体困重、苔腻、脉濡	痰湿困脾，清阳不升
	饭后困倦嗜睡、形体衰弱、纳呆腹胀、少气懒言	脾气虚弱，清阳不升，心失所养
	精神极度疲惫、神识朦胧、困倦易睡、肢冷脉微	心肾阳虚，阴寒内盛
	大病之后，神疲嗜睡	正气未复
	嗜睡伴轻度意识障碍，叫醒后不能正确回答问题	邪闭心神

【指点迷津】

（1）嗜睡与昏睡、昏迷不同，嗜睡是指前一秒可能还在跟患者交流，后一秒患者就睡过去了；昏睡、昏迷指患者存在有意识障碍，难以呼醒，强行唤醒而仍神志模糊，甚至呼之不醒。

（2）失眠常见原因归结起来有四种：阴虚、阳虚、心胆气虚、食滞胃脘。

（3）失眠与嗜睡的鉴别：失眠为阳盛阴虚，嗜睡为阴盛阳虚。

八、问经带胎产

【歌诀记忆】女子二七天癸至，周期色质血凝块；
还要询问经量痛，直到七七天癸竭。

【立体记忆】

1. 问月经

月经异常		临床表现	临床意义
经期异常	月经先期	月经先期、经色深红、质稠量多	血热
		月经先期、经色淡红、质稀量多、气短乏力	气虚不摄
	月经后期	月经后期、经色淡红、质稀、唇淡面白	血虚
		月经后期、经色紫暗、夹有血块	血瘀
	月经先后不定期	经行无定期、经色紫红、有血块，兼见乳房胀痛	肝气郁结
		经行无定期、经色淡红、质稀、腰酸乏力	脾肾虚衰
经量异常	月经过多	月经过多，伴有月经先期、经色鲜红、身热或五心烦热	血热
		月经过多、经色淡红、质稀量多、气短、乏力	气虚不摄
		月经过多，伴月经后期、经色紫暗、有血块	血瘀
	崩漏	经血不止、经色深红、质稠、其势急骤	血热妄行，损伤冲任
		经血不止、经色淡红、质稀、其势缓和	气虚冲任不固，血失摄纳
		经行非时而下，时来时止，或时闭时崩，或久漏不止，血色紫暗或夹有血块	瘀血阻滞冲任，血不循经
	月经过少	月经血量较常量明显减少，甚至点滴即净	营血不足、肾气亏虚、寒凝、血瘀、痰湿阻滞

月经异常		临床表现	临床意义
经量异常	闭经	经闭、急躁易怒、太息、胸胁小腹胀	肝气郁结
		经闭、面色暗黑、小腹胀痛拒按、舌紫暗或紫斑	血瘀
		经闭、体胖面浮、胸闷腹胀、纳少痰多、气短乏力	湿盛痰阻
		经闭、潮热、盗汗、皮肤干燥、形体消瘦	阴虚
经色、经质异常		经色淡红质稀	血少不荣
		经色深红质稠	血热内炽
		经色紫暗，夹有血块	寒凝血瘀
痛经		经前或经期小腹胀痛或刺痛拒按	气滞血瘀
		月经后期或行经后小腹隐痛、空痛	气血两虚，或肾精不足，胞脉失养
		小腹灼痛拒按，平素带下黄稠臭秽	湿热蕴结
		小腹冷痛，遇暖则减	寒凝或阳虚

2. 问带下

带下异常	临床表现	临床意义
白带	带下色白量多、质稀如涕、淋漓不绝而无臭味	脾肾阳虚，寒湿下注
	状如凝乳或豆腐渣	湿浊下注
黄带	带下色黄、质黏臭秽	湿浊下注或湿毒蕴结
赤白带	白带中混有血液、赤白杂见	肝经郁热或湿毒蕴结

【指点迷津】

（1）经期异常的表现和临床意义。

表现	临床意义
月经先期	脾肾亏虚，冲任不固，或血热
月经后期	血虚、血瘀
月经先后无定期	肝郁、脾肾虚损

（2）经量异常的表现和临床意义。

表现	临床意义
月经过多	血热、气虚、血瘀
月经过少	血少、阻滞
崩漏	血热、血瘀、气虚、阴虚火旺
闭经	血虚、阻滞

（3）带下颜色：白——寒；黄——热；赤白——热、湿毒或癌症。

九、问小儿

"小儿之病，古谓之哑科，以其言语不能通，病情不易测……此甚言小儿之难也。"——《景岳全书》

【立体记忆】

小儿的生理特点：脏腑娇嫩、生机蓬勃、发育迅速。

病理特点：发病较快、变化较多、易虚易实。

1.问出生前后情况

小儿的某些疾病多与母亲妊娠期健康状态与分娩情况有关，故应注意询问产妇妊娠期和哺乳期的营养状况如何，有无疾病、治疗用药情况，以及小儿是否难产、早产，颅脑是否受到损伤等。

2.问预防接种、传染病史

预防接种能帮助小儿建立后天免疫功能，以减少感染发病概率，某些传染病获病后，常可获得终生免疫力。故询问预防接种、传染病及传染病接触史，可为确定诊断提供依据。

3.问发病原因

小儿的生理特点决定其对某些致病因素反应较为敏感。如小儿脏腑娇嫩，易感受外邪而致病；小儿脾胃薄弱，容易伤食出现呕吐、腹泻等症；小儿脑神发育不完善，易受惊吓，而见哭闹、惊叫、夜啼，甚至出现惊风抽搐等症状。

第五章 切诊

第一节　脉　诊

一、脉诊的基本概论

"切脉而知之谓之巧。"——《难经·六十一难》

【歌诀记忆】脉象医家仔细查，察形辨象非容易；

　　　　　　古有遍诊与三部，独取寸口简便行。

【立体记忆】

医家	代表作	成就
西晋·王叔和	《脉经》	我国现存最早的脉学专著，分述了三部九候、寸口脉法，确定了24种脉象
明·张景岳	《景岳全书》	论述了脉神，正脉十六部，脉之常变、顺逆、从舍
明·李时珍	《濒湖脉学》	编成"七言诀"，记载27种脉象
明·李士材	《诊家正眼》	增定脉象为28种

二、脉诊原理

【歌诀记忆】气血阴阳为动力，脏腑和调作前提；

　　　　　　胃气盛衰辨预后，脉根有无看肾气。

【立体记忆】

脉诊：又称切脉、持脉、把脉、候脉等。

脉象：手指感觉到脉搏跳动的形象。

1. 心是形成脉象的主要动力

（1）心主血脉，在心气和宗气的作用下，心脏有节律地搏动，亦使脉管随之产生有节律的搏动。

（2）心阴、心阳的协调，是维持脉搏正常的基本条件。

（3）脉是气血运行的通道。

2. 气血是形成脉象的基础

若气血充足，则脉象和缓有力；气血不足，则脉象细弱或虚软无力；气滞血瘀，可以出现脉象细涩而不畅。

3. 脏腑与脉象形成的关系

脏腑	与脉象的关系	病理生理变化
肺	"肺朝百脉"，参与宗气的形成，可协助脉动	呼吸平和，脉象徐和；呼吸加快，脉象急促；呼吸窘迫，脉象细涩；呼吸停息，脉搏停搏
脾胃	脾胃为"后天之本"，气血生化之源，与脉的"胃气"相关；脾卡统血，血液在脉管中正常运行，还依赖脾气的统摄作用	有胃气：平脉；胃气少：病脉；无胃气：死脉，胃气的盛衰可用于判断疾病的预后
肝	肝藏血，主疏泄，具有贮藏血液、调节血量的作用	—
肾	肾藏精，精化血，为元气之根，全身阴阳之根本	有根脉：肾气充盛，重按不绝，尺脉有力；无根脉：精血衰竭，重按不应，脉象浮越

三、脉诊部位

【歌诀记忆】三部九候遍诊法，身体有异可状明；

三部诊法仲景示，人迎寸口趺阳行；

腕后高骨定成关，关之前后寸尺名；

左手脉寻心肝肾，右手脉候肺脾命。

【立体记忆】

遍诊法——又称三部九候诊法。分上（头部）、中（手部）、下（足部）三部，三部又各分为天、地、人三候。

三部	九候	相应经脉和穴位	诊断意义
上部（头）	天	足少阳胆经太阳穴	候头角之气
	地	足阳明胃经巨髎穴	候口齿之气
	人	手少阳三焦经耳门穴	候耳目之气
中部（手）	天	手太阴肺经太渊穴、经渠穴	候肺之气
	地	手阳明大肠经合谷穴	候胸中之气
	人	手少阴心经神门穴	候心之气
下部（脚）	天	足厥阴肝经足五里穴或太冲穴	候肝之气
	地	足少阴肾经太溪穴	候肾之气
	人	足太阴脾经箕门穴或足阳明胃经冲阳穴	候脾胃之气

三部诊法——见于仲景《伤寒杂病论》；诊人迎、寸口、趺阳三脉；寸口脉候脏腑病变，人迎、趺阳分候胃气。

寸口诊法——寸口分部：分寸、关、尺三部，三部又可分浮、中、沉三候；常用寸口三部分候脏腑。

寸口	寸	关	尺
左	心	肝	肾
右	肺	脾	命门

【指点迷津】

由于遍诊法之复杂，现在普遍采用寸口诊法。诊脉能够"独取寸口"的原因：第一，寸口脉为手太阴肺经原穴太渊所在之处，太渊穴也是脉会，十二经脉之气汇聚于此，故称为"脉之大会""肺朝百脉"，五脏六腑十二经气血运行皆起于肺而止于肺，故脏腑气血之病皆可反应到寸口。第二，手太阴肺经起于中焦，与脾经同属太阴，肺与脾胃之气相通，而脾胃为后天之本，诊寸口可以了解胃气的强弱和全身脏腑气血之虚衰。

【医者案头】

寸口不仅是全身脉气聚集的地方，也可以反映全身的阴阳虚实。在寸口脉诊中，浮脉一般见于表证，而沉脉一般见于里证，表里与阳阴相对，故可以表现出寸口脉能反映全身的阴阳偏盛状态。

虚脉，寸关尺三部举之无力，按之空，可提示体内气血两虚；诊脉时三部充实有力，可提示实邪侵犯正气盛的人。即诊寸口脉也可看出全身人体正气的虚实。

四、脉象的构成要素

【歌诀记忆】脉象要素共有八，脉位脉数长和宽；
　　　　　　脉律规整应有力，往来流利紧张度。

【立体记忆】

构成要素	定义	临床意义
脉位	脉动显现部位的深浅	脉位表浅为浮脉，深沉为沉脉

构成要素	定义	临床意义
至数	脉搏的频率	一息脉来四五至为平脉，一息五至以上为数脉，一息不足四至为迟脉
脉长	脉动应指的轴向范围长短	范围超过寸、关、尺三部为长脉，应指不过三部，但见关部或寸、关部者为短脉
脉宽	脉动应指的径向范围大小	脉道宽大的为大脉，狭小的为细脉
脉力	脉搏的强弱	应指有力为实脉，应指无力为虚脉
脉律	脉动节律的均匀度	脉动节律是否均匀，有无停歇；停歇的至数、时间是否规则
流利度	脉搏来势的流利通畅程度	脉来流利圆滑者为滑脉，来势艰难、不流利者为涩脉
紧张度	脉管的紧急或弛缓程度	脉紧张度高的有弦脉、紧脉，脉弛缓者可见于缓脉

五、脉诊方法和注意事项

【歌诀记忆】清晨诊脉五十动，调息寻齐寸关尺；

中指定关三指平，举按寻来明脉象。

【立体记忆】

脉诊方法：

（1）时间：清晨是诊脉的最佳时间。诊脉时诊室应保持安静，医者调匀呼吸，清心宁神。

（2）体位：正坐或仰卧，前臂自然平展，与心脏置于同一水平，手掌向上，腕关节下面垫一松软的脉枕。

（3）平息：一呼一吸谓之一息。医者以自己的呼吸计算患者脉搏的至数。

（4）定三关：中指定关，食指定寸，无名指定尺。

（5）布指：三指平齐呈弓状，指腹按脉。

（6）指力：分举、按、寻。

（7）指法：分总按和单按。

（8）五十动：医生对患者诊脉的时间一般不应少于 50 次脉搏跳动的时间。每次诊脉两手以 3 分钟左右为宜。

（9）诊脉的注意事项：保持环境安静，注意静心凝神，选择正确体位。

六、按诊的方法和意义

"实则外坚充满，不可按之，按之则痛。"——《素问·调经论》

【歌诀记忆】按诊体位按需选，四肢胸背以确认；

触摸按叩四种用，手法力度轻至重；

先摸皮肤后骨肉，脏腑亦需仔细查；

先按健侧后患侧，对比感觉诊清楚。

【立体记忆】

按诊是切诊的组成部分，在辨证中起着重要的作用，是四诊中不容忽视的一环。在望、闻、问诊法基础上，通过按诊可以进一步深入探明疾病的部位、性质和程度，为诊断和治疗疾病提供重要依据。

按诊方法	操作手法	临床意义
触法	将自然并拢的第二、三、四、五手指掌面或全手掌滑动触摸患者的局部皮肤	了解肌肤的凉热、润燥等情况，分辨外感、内伤，判断阴阳盛衰及津血盈亏
摸法	将指掌稍用力寻抚局部	辨别病位及病性的虚实
按法	以重手按压或推寻局部	了解深部有无压痛或肿块、肿块的形态、大小、质地、光滑度、活动度等，以辨脏腑虚实和邪气的痼结情况

按诊方法		操作手法	临床意义
叩法	直接叩击法	用中指指尖或掌面轻轻地直接叩击或拍打被检查部位的检查方法	—
	间接叩击法	拳掌叩击法：用左手掌平贴在患者受检部位体表，右手握成空拳叩击左手背，边叩击边观察患者反应	检查腹部和腰部疾病
		指指叩击法：将左手中指第二指节紧贴于叩诊部位，其他手指稍微抬起，勿与体表接触，右手指自然弯曲，用中指指端叩击左手中指末端关节处或者第二节指骨远端	对胸背腹及肋间的诊察

【指点迷津】

　　触法、摸法、按法之间的区别在于手指所施加的压力不同。触法用力最为轻柔，查看的是皮肤局部；摸法用力稍大，多检查肌肉之间的病变；按法用力为三者之最，多检查筋骨或者内脏之间的病变。

七、正常脉象

　　"人以水谷为本，故人绝水谷则死，脉无胃气亦死。"——《素问·平人气象论》

【歌诀记忆】平脉徐和节律齐，不浮不沉不疾徐；

　　　　　　一息四五至从容，要点须记胃神根。

【立体记忆】

	特点	有胃	有神	有根
正常脉象	正常人在正常生理条件下出现的脉象，寸关尺三部皆有脉，不浮不沉，不快不慢，一息四五至，不大不小，从容和缓，节律一致，尺部沉取有一定的力量	脉以胃气为本，有胃指的是指下脉搏跳动从容、徐和、软滑	柔和有力，节律整齐	脉之有根无根主要说明肾气的盛衰，有根的脉为尺脉有力、沉取不绝两个方面

【指点迷津】

在正常脉象的摸取上，每个人均可受生理性差异或外界因素的干扰，脉律、脉位等可改变，但指下和缓整齐、从容有力、流利、尺部沉取不绝的感觉是正常脉象的特征。

【医者案头】

正常人的常脉为一息四五至，即 72 ~ 80 次 / 分，指的是一般的成年人，并不是绝对的。经常运动者的脉律可在 50 ~ 60 次 / 分。而绝对不变的是指下的感觉：和缓、从容、流利。

脉象可因情志、气候不同而发生变化。

两种变异的生理性脉位，一是斜飞脉：桡动脉从尺部斜向桡骨茎突背侧、合谷方向延伸而形成"斜飞"的脉位。二是反关脉：桡动脉异行于腕关节背侧而形成"反关"的脉位。

八、病理性脉象及其临床意义

（一）浮类脉

"浮者，脉在肉上行也。"——《难经》

【歌诀记忆】 浮如木在水中漂，夏秋为常居阳表；

浮大中空乃芤，失血伤阴似捻葱；

洪脉来时拍拍然，阳明热盛夏令蝉；

浮而柔细方为濡，虚证湿困需轻取；

散似杨花无定踪，元气离散脏气穷；

革脉形如按鼓皮，亡血失精半产觅。

【立体记忆】

分类		脉象特征	临床意义
浮类脉（轻取即得）	浮脉	脉位在浅，按之稍减而不空	阳脉，主表证，夏秋脉象偏浮属常脉
	芤脉	脉位偏浮、形大、势软而中空	主大出血或剧烈吐泻津液大伤
	洪脉	位浮形大，来盛去衰	主邪热亢盛
	濡脉	位浮，形细而软	主虚证、湿困
	散脉	浮而无根，中候似无，脉动不规则	主元气离散、脏气将绝
	革脉	浮取应指有力，重按乏力	主亡血、失精、半产、漏下等病证

【指点迷津】

芤脉和革脉均属浮类脉，有轻取即得、按之中空的特点，其区别点在于芤脉浮取时虚而软，革脉则弦而硬。

【医者案头】

"举之有余，按之不足。"说明浮脉脉位在浅、用力则减。

（二）沉类脉

"非重按不可得，更有深深在下之势。"——《医灯续焰》

【歌诀记忆】重按始得沉类记，沉伏牢弱病主里；

沉脉属冬脏应肾，无力为虚有力实；

推筋着骨寻伏脉，邪闭厥证并痛极；

沉按实大弦长牢，阴寒内积疝瘕积；

气血两虚或阳虚，弱脉软沉细无力。

【立体记忆】

	分类	脉象特征	临床意义
沉类脉（轻取不应，重按始得）	沉脉	脉位较常脉深，举之不足，按之有余	阴脉，主里证，有力为里实，无力为里虚；冬季脉象偏沉、六阴脉属常脉
	伏脉	极重指按之，着骨乃得，甚则伏而不见	主里证，常见于邪闭、厥证、痛极
	牢脉	脉位沉，实大弦长，坚牢不移	主阴寒内盛、疝气、癥积等病证
	弱脉	脉沉，形细无力而软	主阳气虚衰、气血两虚证

【指点迷津】

　　沉脉和伏脉均属沉类脉，有轻取不应，重按始得的特点，其区别点在于其脉位，沉脉位置深在，重指乃见，举之不足，按之有余，近于筋骨；伏脉须用极重指按之之方可得觅，《难经》云："伏者脉行筋下也。"

【医者案头】

　　"举之不足，按之有余"，与浮脉的论述恰恰相反，既体现出其脉位深在，要求重取，也反映出脉势。

　　若两手六脉皆沉细而无临床症状，称为六阴脉，可视为平脉，属正常生理现象。

（三）迟类脉

　　"迟脉，一息三至，去来极慢。"——《脉经》

【歌诀记忆】迟类脉较常脉慢，迟缓涩结四般齐；

　　　　　　　迟脉一息为三至，气血多寒热邪稀；

　　　　　　　一息四至属缓脉，平人脾虚或病湿；

涩脉细迟往来难，如雨沾沙散容易；

或主精伤和血少，气滞血瘀内痰食；

结脉缓而时一止，止无定数独阴盛；

气结血瘀寒痰凝，气血虚衰疝瘕积。

【立体记忆】

	分类	脉象特征	临床意义
迟类脉（脉动较常脉迟缓）	迟脉	脉动一息不足四至	阴脉，多见于寒证，有力为实寒，无力为虚寒；亦可见于阳明腑实证
	缓脉	脉动一息四至，来去缓怠	主湿病、脾胃虚弱；亦可为平人之正脉
	涩脉	脉迟形细，往来艰涩不畅，脉势不匀	主气滞、血瘀、痰食内停、精伤、血少
	结脉	脉来迟缓，时有中止，止无定数	主阴盛气结、寒痰血瘀，或气血虚衰

【指点迷津】

迟脉和缓脉均属迟类脉，均有脉动一息不足五至的特点，其区别点在于迟脉脉来迟慢，一息不足四至；缓脉则是一息四至，稍慢于常脉而快于迟脉。

【医者案头】

迟类脉的最主要共同点是脉动均较常脉慢。其中，缓脉可见于正常人。

（四）数类脉

"一息六至，脉流薄疾。"——《濒湖脉学》

【歌诀记忆】数类脉行速较快，疾脉相对更为甚；

数脉一息五六至，主热还可虚证见；

一息七八为疾脉，阳极阴竭元气脱；

三岁下为七八至，运动见疾均正常；

促脉数止无定数，实热阻滞脏气败；

动脉滑力形如豆，关部尤显主惊痛。

【立体记忆】

	分类	脉象特征	临床意义
数类脉（脉动较常脉速率太过）	数脉	脉来急促，一息有五六至	主热证，也可见于虚证，有力为实，无力为虚
	疾脉	脉来急疾，一息有七八至	多见于阳极阴竭，元气欲脱之病证；剧烈运动后出现为正常；3岁以下小儿脉来七八至，也属正常脉象
	促脉	脉来数而时有一止，止无定数	主阳盛实热、气血痰食停滞，亦可见于脏气衰败
	动脉	脉形如豆，滑数有力，关部尤显	主惊恐、疼痛

【指点迷津】

数脉和疾脉均属数类脉，均有脉动过快的特点，其区别点在于疾脉为七八至比数脉的五六至速率更加快速。

【医者案头】

数脉主病是比较广的，表里、寒热、虚实均有。在临床不可以直接将数脉都当作热病的脉象，而应该四诊合参，整体去考量。

促脉和结脉、代脉都会存在歇止的状态。促脉是疾数，时有一止，可止无定数；结脉是迟缓，时有中止，可止无定数；代脉是势软，时有一止，但止有定数。

（五）虚类脉

"虚脉，迟大而软，按之无力，隐指豁豁然空。"——《脉经》

【歌诀记忆】虚脉为阴且主虚，三脉空豁虚无力；

脉细如线应指显，虚证湿证时可见；

微脉细且触极软，如有若无主大虚；

代脉软而迟定止，脏气衰微痛恐跌；

首尾俱短显关部，有力郁且无力虚。

【立体记忆】

	分类	脉象特征	临床意义
虚类脉（应指无力）	虚脉	三部脉举之无力，按之空豁，应指松软	阴脉，主虚证，多为气血两虚；一切无力脉象的总称
	细脉	脉细如线，但应指明显	主虚证或湿证
	微脉	脉细极软，若有若无	主气血大虚，阳气衰微
	代脉	脉势较软，迟而中止，止有定数	主脏气衰微，疼痛，惊恐，跌扑损伤
	短脉	首尾俱短，常只显于关部	有力主气郁，无力主气虚

【指点迷津】

微脉和细脉均属于虚类脉，相同点都是脉细，不同点在于细脉的细应指明显，而微脉脉形细，需要用力重按才可以隐隐感觉。代脉则有止有定数的特点。短脉的主要特征为首尾俱短。

【医者案头】

在临床上，虚脉主要见于虚证。微脉多为久病体虚及肾，脉微欲绝，阴阳离决或阳气暴脱之征兆。

（六）实类脉

"脉实者，水谷为病。"——《脉经》

【歌诀记忆】实脉主实为阳脉，三部脉举实有力；

长脉主阳实与热，笔直走形越本位；

滑脉圆滑如走盘，食积热痰湿可见；

弦脉端长如按弦，痰饮疼痛肝胆病；

紧脉坚力如转索，实寒痛与食积见；

脉体宽大无汹涌，健康病进均可见。

【立体记忆】

	分类	脉象特征	临床意义
实类脉（应指有力）	实脉	三部脉举按充实有力，来去皆盛	阳脉，主实证，亦可见于常人
	长脉	首尾端直，超过本位	主阳证、热证、实证，亦可见于常人
	滑脉	往来滑利，应指圆滑	主痰湿、食积、实热，亦可见于青壮年和孕妇
	弦脉	端直形长，如按琴弦	主肝胆病、疼痛、痰饮或胃气败坏，亦可见于老年健康者
	紧脉	紧张有力，坚搏抗指，状如转索	主实寒、疼痛、食积
	大脉	脉体宽大，无脉来汹涌之势	多见于健康人或病进

【指点迷津】

弦脉和紧脉均属于实类脉，共同点在于应指有力，脉势强，不同点在于弦脉脉形端直形长，脉道较硬，有直起直落的感觉；紧脉脉体较弦脉软。

【医者案头】

实脉的脉象特点是无论脉位在深或者在浅，还是对于寸、关、尺三部来说，脉力强且脉道宽大，指下的感觉稍稍偏硬，最突出的特点就是脉搏有力。

若两手六脉皆实大而无临床症状，称为六阳脉，可为平脉，属正常生理现象。

（七）相兼脉及主病

"脉有一阴一阳，一阴二阳，一阴三阳；有一阳一阴，一阳二阴，一阳三阴。"——《脉经》

【歌诀记忆】临证常见相兼脉，四诊合参辨标本；

浮紧伤寒缓中风，数主表热滑夹痰；

沉迟里寒肝郁弦，涩主血瘀脾虚缓；

肝弦紧数分寒热，若有滑象痰湿兼。

【立体记忆】

相兼脉：又称"复合脉"，凡两种或两种以上的单因素脉相兼出现，复合构成的脉象。

二十八脉中有些脉本身就是由几种单一脉复合而成，如弱脉由沉、软、细三种合成；濡脉由浮、软、细三种合成；动脉由滑、数、短三种合成；牢脉由沉、实、大、弦、长五种合成。

分类		主症
浮脉类	浮紧脉	外感寒邪之表寒证，或风寒痹证疼痛
	浮缓脉	风邪伤卫，营卫不和的太阳中风证
	浮数脉	风热袭表的表热证
	浮滑脉	表证夹痰，常见于素体多痰湿又感受外邪者
沉脉类	沉迟脉	里寒证
	沉弦脉	肝郁气滞，或水饮内停
	沉涩脉	血瘀，常见于阳虚而寒凝血瘀者
	沉缓脉	脾虚，水湿内停
	沉细数脉	主阴虚内热或血虚

分类		主症
弦脉类	弦数脉	肝郁化火，肝胆湿热，肝阳上亢
	弦紧脉	寒证、痛症，常见于寒凝肝脉或肝郁气滞所致疼痛
	弦细脉	肝肾阴虚或血虚肝郁，或肝郁脾虚
	弦滑数脉	肝火夹痰、肝胆湿热或肝阳上亢、痰火内蕴
滑数脉		痰热、湿热或食积内热
洪数脉		阳明经证、气分热盛、外感热病

【指点迷津】

两种单脉只要不是性质相反的，都可相兼成复合脉。例如数脉和迟脉都归结于一息的至数问题，则不可组成相兼脉。另外，只要脉的基本要素——脉位、至数、脉势、脉长等不互斥，都可相兼组成复合脉。

【医者案头】

在临床上所见脉象基本上都是复合脉。相兼脉的出现，可以分为三种不同的病位去理解。

第一种情况是病位在于表里来论述。当病位只在表或者里的时候，感受的邪气不同，其所兼的脉象也不同。

第二种情况是病位在于阴阳而讨论。在寸口脉诊中，寸脉主上部，属阳；尺脉主下部，属阴。当病邪均位在阴阳处时，也可导致相兼脉的出现。

第三种情况则是病位偏于一侧而言。在寸口脉诊中，我们都需要给患者的左右手都诊脉，而左右手的脉象可能不一样，对于人这一整体来说，也算是复合脉。

第二节 按 诊

一、按胸胁

"小结胸病，正在心下，按之则痛。"——《伤寒杂病论》

【歌诀记忆】宗气外候于虚里，动聚应手属正常；

微弱饮停宗气虚，动而太过气外泄；

心阳不足多迟弱，数而散漫属气绝；

胸部叩诊为清音，如为肺胀膨膨然；

乳房压痛疾病多，癖核瘰疬需分清；

胁部按诊主肝胆，喜按空虚为肝虚；

质软缘钝为肝著，质硬不平多肝积。

【立体记忆】

按诊部位	位置	体位	按诊要点	临床表现	临床意义
按虚里	虚里位于左乳下第四、第五肋间，乳头下稍内侧，为心尖搏动处	坐位或仰卧位	应观察虚里有无搏动，搏动部位及范围，搏动强度和节律、频率、聚散	虚里按之搏动应手，动而不紧，缓而不息，动气聚而不散，节律清晰一致，一息四五至	正常情况；若因惊恐、大怒或剧烈运动后，虚里动高，片刻即能平复如常者，不属病态；肥胖之人因胸壁较厚，虚里搏动不明显者，亦属生理
				按之微弱	宗气内虚、饮停心包
				动而应衣太过	宗气外泄
				虚里搏动数急而时有一止	宗气不守

按诊部位	位置	体位	按诊要点	临床表现	临床意义
按虚里	虚里位于左乳下第四、第五肋间，乳头下稍内侧，为心尖搏动处	坐位或仰卧位	应观察虚里有无搏动，搏动部位及范围，搏动强度和节律、频率、聚散	搏动迟弱，或久病体虚而动数	心阳不足
				胸高而喘，虚里搏动散漫而数	心肺气绝
				按之弹手，洪大而搏，或绝而不应	危证
按胸部	胸部即为心肺之所	坐位	多米用触法、摸法和叩击法	叩诊呈清音	正常情况；但胸肌发达者、肥胖者或乳房较大者叩诊稍浊，背部较前胸音浊，上方较下方音浊
				肺下界下移	肺胀、腹腔脏器下垂
				肺下界上移	肺痿、悬饮、鼓胀、腹内肿瘤或癥瘕
				鼓音	气胸
				浊音	饮停胸膈、肺痿、肺痈、肿瘤

75

按诊部位	位置	体位	按诊要点	临床表现	临床意义
按乳房	女性乳房所居之处	坐位	乳房触诊顺序为外上－外下－内下－内上－中央，触诊时应注意有无肿块，肿块的数目、部位、大小、外形、硬度、压痛和活动度，以及腋窝、锁骨下淋巴结的情况	乳房压痛	乳痈、乳发、乳疽
				乳房肿块边界不清、质地不硬、活动度好	乳癖
				乳房肿块边界不清、皮肉相连、日久破溃	乳痨
				乳房肿块边界不清、质地坚硬、形状不规则、活动度差	乳腺癌
				乳房肿块边界清楚、质地坚硬、活动度好	乳核
按胁部	主要按右胁以了解肝胆疾病	仰卧位或侧卧位	除在胸侧腋下至肋弓部位进行按、叩外，还应从上腹部中线向两侧肋弓方向轻循，并按至肋弓下，以了解胁内脏器状况。应注意是否有肿块及压痛，肿块的质地、大小、形态等	两胁部（包括肋缘下）无脏可触及，无压痛	正常情况
				胁痛喜按、按之空虚无力	肝虚
				右胁下肿块质软、表面光滑、有压痛	肝著
				右胁下肿块质硬、表面呈小结节状	肝积

76

二、按脘腹

"病者腹满，按之不痛为虚，痛者为实。"——《金匮要略》

【歌诀记忆】 脘部主诊胃腑病，胀痛有声属水饮；

痞满硬疼多属实，濡软喜按则为虚；

腹部温凉判寒热，实证拒按喜按虚；

气鼓叩之膨膨然，水鼓按之如裹水；

痛而不移为癥积，痛无定处属瘕聚。

【立体记忆】

脘腹各部位的划分：膈以下统称腹部。大体分为心下、胃脘、大腹、小腹、少腹等部分。剑突的下方，称为心下；心下的上腹部，称胃脘部；脐以上的部位称大腹；脐周部位为脐腹；脐以下至耻骨上缘称小腹；小腹的两侧称少腹。

按诊部位	诊察脏器	临床表现	临床意义
按脘腑	胃腑	按之较硬而疼痛	实证
		按之濡软而无痛	虚证
		按之有形而胀痛，推之辘辘有声	水饮
按腹部	肝、脾、小肠、大肠、膀胱、胞宫	除人肠（结肠）、膀胱（充盈时）按诊可触及外，其他脏器一般不能触及	正常情况
		按之肌肤凉而喜温	寒证
		按之肌肤灼热而喜凉	热证
		腹痛喜按	虚证
		腹痛拒按	实证

按诊部位	诊察脏器	临床表现	临床意义
按腹部	肝、脾、小肠、大肠、膀胱、胞宫	按之手下饱满充实而有弹性、有压痛	实满
		按之手下虚软而缺乏弹性、无压痛	虚满
		肿块推之不移、痛有定处	癥积，病属血分
		肿块推之可移、痛无定处	瘕聚，病属气分
		右少腹剧痛而拒按，弹痛或按之有包块	肠痈
		腹中结块，按之起伏聚散，往来不定，或按之形如条索状，久按转移不定，或按之手下如蚯蚓蠕动	虫积

【医者案头】

按诊腹部皮肤温凉，对判断真热假寒证有非常重要的意义，无论患者四肢温凉与否，只要胸腹灼热，就基本可以断定疾病的实热本质。

三、按肌肤

"肠痈之为病，其身甲错，腹皮急。"——《金匮要略·疮痈肠痈浸淫病脉证并治第十八》

【歌诀记忆】肌肤按诊用处多，阴阳虚实皆明知；

热甚后轻属表证，热轻久甚热在里；

皮肤润滑气血盛，干枯伤津甲错瘀；

轻按痛者病在浅，重按而痛病在深；

痛而拒按病属实，濡软痛减为虚证；

重手按压辨肿胀，水肿不起气肿起；

疮疡不热为阴证，灼手隆起属实热；

掌后肘内为尺肤，温润滑弹属正常；

粗糙失血或内瘀，泄泻少气尺肤凉。

【立体记忆】

按肌肤时，可根据病变部位不同，选择适宜体位，以充分暴露按诊部位为原则，医生位于病人右侧，右手手指自然并拢，掌面平贴诊部肌肤之上轻轻滑动，以诊肌肤的情况。

正常的肌肤温润而有光泽，富有弹性，无皮疹、疼痛、肿胀、疮疡、结节等。

按诊分类	诊察目的	临床表现	临床意义
按寒热	了解人体阴阳的盛衰、病邪的性质	久按热反转轻	热在表
		久按其热反甚	热在里
		肌肤寒冷、体温偏低	阳气衰少
		肌肤灼热、体温升高	实热证
		身灼热而肢厥	真热假寒证
		皮肤灼热、红肿疼痛	阳证
		皮肤不热、红肿不明显	阴证
		肌肤冷而大汗淋漓、脉微欲绝	亡阳证
		汗出如油，四肢肌肤尚温而脉躁疾无力	亡阴证
按润燥	了解汗出与否及气血津液的盈亏	肌肤干瘪	津液不足
		肌肤滑润	气血充盛
		肌肤枯涩	气血不足
		新病皮肤多滑润而有光泽	气血未伤
		久病肌肤枯涩	气血两伤
		肌肤甲错	血虚失荣

按诊分类	诊察目的	临床表现	临床意义
按疼痛	分辨疾病的虚实	按之痛减	虚证
		硬痛拒按	实证
		轻按即痛	病在表浅
		重按方痛	病在深部
按肿胀	用重手按压肌肤肿胀程度，以辨别水肿和气肿	按之凹陷，不能即起	水肿
		按之凹陷，举手即起	气肿
按疮疡	触按疮疡局部的凉热、软硬，以判断病证之虚实寒热	肿硬不热	寒证
		肿处灼手而有压痛	热证
		根盘平塌漫肿	虚证
		根盘收束而隆起	实证
按尺肤	通过触摸病人肘部内侧至掌后横纹处之间的肌肤，以了解疾病虚实寒热性质	尺肤温润滑爽而有弹性	正常情况，健康人
		尺肤部热甚	热证
		尺肤部凉，而脉象细小	泄泻、少气
		尺肤凹而不起	风水肤胀
		尺肤粗糙如枯鱼之鳞	精血不足、瘀血内阻、脾阳虚衰、水饮不化

四、按手足

"内伤及劳役饮食不节病，手心热，手背不热；外伤风寒，则手背热，手心不热。"——《内外伤辨惑论》

【歌诀记忆】四肢重在手足心，温润为常体健康；
　　　　　手足俱热阳炽热，手足俱寒体寒盛；
　　　　　手足背热多外感，手足心热属内伤。

【立体记忆】

按手足是通过触摸病人手足部位的冷热程度，以判断病情的寒热虚实及表里内外顺逆。

按诊时病人可取坐位或卧位（仰、侧皆可），充分暴露手足。医生可单手抚摸，亦可用双手分别抚握病人双手足，并作左右比较。按诊的重点在手足心寒热的程度。手足寒温，对判断阳气存亡，推测疾病预后，具有重要意义。若阳虚之证，四肢犹温，为阳气尚存；若四肢厥冷，多病情深重。

辨证分型	临证表现
正常情况	手足温润
阳虚寒盛	手足俱冷
阳盛热炽	手足俱热
外感发热	手足背热
内伤发热	手足心热

【指点迷津】

从阴阳相对应的角度上说，手足心为阴，手足背为阳。人体肌肤腠理有卫气濡养，属阳，可抵御外邪，若外邪入侵肌肤腠理所导致的发热，在手足上所对应的应为手足背热；人体五脏藏有阴精，属阴，若阴精亏损而发热，在手足上所对应的应为手足心热。但是判断外感发热还是内伤发热，需四诊合参。热证见手足热者，属顺候；热证反见手足逆冷者，属逆候，多因热盛而阳气闭结于内，不得外达，即热深厥亦深的表现，应注意鉴别。

五、按腧穴

"欲得而验之，按其处，应在中而痛解，乃其俞也。"——《灵枢·背俞》

【歌诀记忆】按诊腧穴有其功，能诊断亦可治疗。

按之酸胀为正常，结节条索为病理。

【立体记忆】

按腧穴时，可取坐位或者卧位，医生用手的拇指或者食指的指腹按压腧穴，感应指下的感觉。

正常腧穴按压时有酸胀感、无压痛、无结节或条索状物、无异常感觉和反应。腧穴的病理反应，则有明显压痛，或有结节，或有条索状物，或其他敏感反应等。

临床观察发现，背部俞穴亦同样具有重要的诊断价值。

脏腑病变	常用腧穴
肺病	中府、肺俞、太渊
心病	巨阙、膻中、大陵
肝病	期门、肝俞、太冲
脾病	章门、太白、脾俞
肾病	气海、太溪
大肠病	天枢、大肠俞
小肠病	关元
胆病	日月、胆俞
胃病	胃俞、足三里
膀胱病	中极

【指点迷津】

　　若人体某脏腑功能失调，其阴阳平衡失调，气血运行失畅，则相关的经络会在特定的穴位出现经气的壅滞，不通则痛。气血郁滞，久而久之，穴位上会出现结节或者条索状物。体现了中医"有诸内，必形诸外"的辨证思想。

【医者案头】

　　腧穴按诊，临床上既可用于判断相应脏腑的疾病，更可用于疾病的治疗，且疗效显著，例如耳穴按压等。

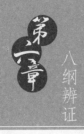

第一章 八纲辨证

"病有总要，寒热虚实表里阴阳八字而已。"——《医学心悟》

第一节　表里辨证

"以表言之，则风、寒、暑、湿、火、燥感于外者是也。以里言之，则七情、劳欲、饮食伤于内者是也。"——《景岳全书》

【歌诀记忆】表里辨别病位势，表证脉浮恶寒热；

里证舌异脉不浮，寒热单见病程长；

半表半里少阳病，往来寒热胁满苦。

【立体记忆】

表里证的鉴别	表证	里证	半表半里证
寒热特点	恶寒发热	寒热单见	寒热往来
兼证表现	鼻塞、头身痛、咽痒咳嗽	内脏症为主	胁满喜呕、默默不欲饮食、口苦咽干
舌象变化	不明显	多有变化	不明显
脉象变化	浮脉	沉脉等	弦脉
特点	起病急、病位浅、病程短、病情轻	起病缓、病位深、病程长、病情重	寒热往来，气机不爽

表里证的鉴别	表证	里证	半表半里证
病因病机	外邪袭表，正邪相争，肺卫不宣	外邪不解，内传入里或外邪直中脏腑或内伤	病位处于表里进退之中，邪正分争，少阳枢机不利

【指点迷津】

表证多见于外感病初期；里证可见于外感病的中、后期阶段，或内伤疾病；半表半里证见于外邪由表入里而未入于里或邪在里透表而至于表。俗话说"有一分恶寒，便有一分表证"，要区分清楚恶寒与畏寒，其关键在于加衣覆被得温是否能解，而恶寒是由于邪气束表，卫阳被遏，肌腠失于温煦故加衣覆被得温不解，病邪在表。

寒热特点、舌脉变化及其他症状 --分析--> 病位表里　　表里传变 --判断--> 病势变化

【医者案头】

太阳病的证候与表证甚为相似，但是两者并不完全相等。表证属于八纲辨证，而太阳病属于六经辨证。

第二节　寒热辨证

"寒热者，阴阳之化也。"——《景岳全书》

【歌诀记忆】寒热辨别病性质，阴阳盛衰相有别；
　　　　　　冷痛清稀白紧迟，热渴黄数二便结。

【立体记忆】

寒证与热证的鉴别	寒证	热证
寒热喜恶	恶寒喜温	恶热喜凉

寒证与热证的鉴别	寒证	热证
四肢	冷	热
口渴	不渴	渴喜冷饮
面色	白	红
分泌物	痰、涕、涎液清稀	痰、涕黄稠
二便	小便清长、大便溏薄	小便短黄、大便干结
舌脉	舌淡苔白润、脉迟或紧	舌红苔黄燥、脉数
特点	冷、凉、机体机能活动受抑制	温、热、机体机能活动亢进
病因病机	因外感、饮食或久病内伤等导致阳气不足（虚寒）或阴盛伤阳（实寒）；阳失温煦，寒不消水，阳不运血，寒主收引	因外感、寒湿郁久、饮食或情志化热等导致阳热过盛（实热）或内伤久病耗伤阴液导致阴虚内热（虚热）；阳热亢盛，火热炎上，热灼伤阴，热迫血疾

寒热真假辨别	真热假寒证（热极似寒）	真寒假热证（寒极似热）
证候	胸腹灼热、神昏谵语、口臭息粗、渴喜冷饮、小便短黄、舌红苔黄干、脉有力等（里实热证），伴四肢厥冷、脉沉迟等（寒象）	四肢厥冷、小便色清、便质不燥、甚至下利清谷、舌淡苔白、脉来无力等（里虚寒证），伴自觉发热、面色红、躁扰不宁、口渴、咽痛、脉浮大数等（热象）
病因病机	本质为热证，由于邪热内盛，阳气郁闭于内而不能布达于外导致某些"寒象"的表现	本质为寒证，由于阳气虚衰，阴寒内盛，逼迫虚阳浮游于上、隔越于外导致某些"热象"的表现

【指点迷津】

　　注意寒象、热象与寒证、热证之间既有区别也有联系。寒象或热象是疾病的表现征象，如恶寒、发热等。寒证或热证则是对疾病本质所作的判断。一般情况下，寒证见寒象，热证见热象。但出现某些寒象或热象不代表就是寒证或热证，必须综合四诊资料整体分析。

| 冷痛清稀白紧迟 ➡ 寒证 | 表现于内部、中心 ➡ 真象 |
| 热渴黄数二便结 ➡ 热证 | 表现于外部、四肢 ➡ 假象 |

【医者案头】

　　注意真象与假象的辨别，以表现于内部、中心的症状为主要判断依据，外部、四肢的症状可能为假象。假寒常为四肢厥冷但胸腹灼热，揭衣蹬被；而阴寒内盛者则身体蜷卧，欲加衣被。假热之面赤脸色白仅颧颊浅红，而里热炽盛则满脸通红。

第三节　虚实辨证

　　"虚者，正气不足也，内出之病多不足。实者，邪气有余也，外入之病多有余。"——《景岳全书》

【歌诀记忆】虚主正气不足者，邪气不着病久缓；

　　　　　　实者邪气盛实也，正气尚存病急剧。

【立体记忆】

虚证与实证的鉴别	虚证	实证
体质	虚弱	壮实
病程	长	短
精神	萎靡	亢奋
声息	声低息弱	声高气粗

虚证与实证的鉴别	虚证	实证
发热	潮热、微热	高热
寒冷	畏寒	恶寒
疼痛	喜按	拒按
胸腹胀满	按之不痛，胀满时减	按之疼痛，胀满不减
舌象	舌质娇嫩，苔少或无	舌质苍老，舌苔厚腻
脉象	无力	有力
特点	不足、松弛、衰退等为主要症状特征，病程较久，病势较缓，体质素虚	有余、亢盛、停聚等为主要症状特征，新病，暴病，病情剧烈，体质壮实
病因病机	先天禀赋不足、后天失调及久病损耗等导致人体阴阳、气血、津液、精髓等正气亏虚	外邪侵犯人体，正气奋起抗邪或内脏功能失调，形成有形病理产物停积体内所致

【指点迷津】

　　虚证正气亏虚是其矛盾主要方面，邪气不盛，故正邪交争不剧烈。实证邪气盛而正气不虚，故正邪剧争。因正邪程度及病位的不同，症状表现也各有不同，虚实二者亦可错杂。如真实假虚证因病邪大量积聚使气血不畅可出现虚证，即"大实有羸状"。真虚假实证因正虚严重，气机不畅使病理产物出现并聚停可出现实证之象，即"至虚有盛候"。

正气亏虚	→	不足、松弛、衰退	→	虚证	→	病久缓
实邪停积	→	有余、亢盛、停聚	→	实证	→	病急剧

【医者案头】

实证者，因其实邪有如食积、燥屎、痰积、水饮、瘀血等不同，故泻法有消导、攻下、祛痰、逐水、祛瘀等法。虚证者，有气虚、血虚、阴虚、阳虚等不同，补法亦有补气、补血、补阴、补阳等法。

第四节 阴阳辨证

"医道虽繁，而可以一言蔽之者，曰阴阳而已。"——《景岳全书》

【歌诀记忆】八纲总纲为阴阳，归纳疾病位性势；

表里寒热虚实者，皆有阴阳在其中。

【立体记忆】

阴证与阳证的鉴别	阴证	阳证
表现	里证、寒证、虚证	表证、热证、实证
特征	抑制、沉静、衰退、晦暗，表现于内、向下、不容易发现	兴奋、躁动、亢进，明亮，表现于外、向上、容易发现
病性	阴	阳
病情	较缓	较急
病变	较慢	较快

【指点迷津】

阴阳辨证具体还可分为阳盛证、阴盛证、阳虚证、阴虚证、亡阴证、亡阳证等。亡阴和亡阳是疾病的危险证候，一般根据汗质的热黏或冷稀、身热或凉、口干有无、面赤或白、脉数或微等，结合病情可辨别。

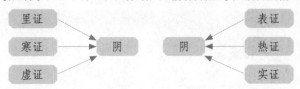

【医者案头】

　　阴与阳是相对而言的，故阴证与阳证的划分不是绝对的。例如与虚证相对而言，实证属阳证，但实证又可分寒热，相对实热证而言，实寒证又属阴证。

第五节　八纲证之间的关系

　　"寒热者，阴阳之化也。"——《景岳全书》

【歌诀记忆】八纲之间非独立，相兼纲领证叠加；

　　　　　　对立两纲相错杂，真假本质要认清；

　　　　　　相对二者能转化，互相联系变化多。

【立体记忆】

1.证的相兼——相关纲领证表现的叠加

证型	临床表现
表实寒证	恶寒重发热轻、无汗、脉浮紧
表实热证	发热重恶寒轻、口微渴、汗出、脉浮数
里实寒证	形寒肢冷、痰稀、尿清、冷痛拒按、苔白、脉沉或紧
里实热证	壮热、面赤、口渴、大便干、小便黄、舌红苔黄、脉数
里虚寒证	肢冷畏寒、神疲力乏、便溏尿清、冷痛喜按喜温、舌淡苔白、脉沉迟无力
里虚热证	消瘦、五心烦热、口燥咽干、潮热盗汗、舌红绛、脉细数

2.证的错杂——同时存在八纲中对立两纲的证

证型		临床表现
表里同病	表里俱寒	表寒证＋里寒证

证型		临床表现
表里同病	表里俱热	表热证 + 里热证
	表寒里热	表寒证 + 里热证
	表热里寒	表热证 + 里寒证
	表里俱实	表实证 + 里实证
	表实里虚	表实证 + 里虚证
寒热错杂	表寒里热	表寒证 + 里热证
	表热里寒	表热证 + 里寒证
	上热下寒	上焦热证 + 中焦寒证
	上寒下热	上部寒证 + 下部热证
虚实夹杂	虚中夹实	邪少虚多，有实证的表现，以虚证表现为主
	实中夹虚	邪多虚少，有虚证的表现，以实证表现为主
	虚实并重	虚实并重，有虚证表现，也有实证表现

3. 证的转化——对立的证之间相互转化

证的转化		分析	提示
表里出入	表邪入里	表邪不解，内传入里	病情转重
	里邪出表	邪气从内向外透达	病情减轻
寒热转化	寒证化热	因热郁于内，或阳气较盛，或过用温燥之品，故寒邪化热	阳气旺盛
	热证转寒	邪气过盛，伤及正气，阳气耗散	阳气衰惫
虚实转化	实证转虚	正邪斗争伤及正气	正气已伤
	因虚致实	正气不足，机能衰退，气血阻滞，病理产物蓄积	本虚标实

【指点迷津】

八纲各证并非孤立、对立、不变的，证与证之间存在相兼、错杂、转化，面对错综复杂的病证，要将八纲综合分析，辨别病位的表里、病性的寒热、虚实都不可忽视，认清标本，辨别真假，抓住本质，方能准确辨证。

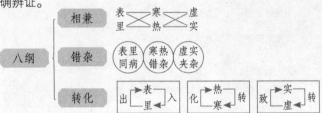

【医者案头】

表虚证容易让人联想到太阳表虚证，实际上太阳表虚证之"虚"是与太阳伤寒表实证相对而言，实际仍属实证，需与表虚证区分。

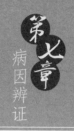
第一节 风淫证

"风者，百病之长也。"——《素问·风论》

【歌诀记忆】风邪为患易袭阳，善行数变他邪兼；

风疹脉浮肢面肿，游走疼痛此病见。

【立体记忆】

证候类型	病因病机	临床表现
风邪袭表证	风邪袭表，肺卫失调	恶风微热、汗出、舌淡苔薄白，脉浮缓
风邪犯肺证	风邪袭肺，肺气失宣	咳嗽、鼻塞、流清涕或喷嚏
风客肌肤证	风邪袭表，邪卫相搏	突起风团、皮肤瘙痒、瘾疹
风邪中络证	风邪袭络，经络闭阻	肌肤麻木、口眼㖞斜
风胜行痹证	风寒湿杂至，阻痹经络	肢体关节游走性疼痛

【指点迷津】

本证的辨证关键在于抓住"风"的特性：①表现为新起恶风、微热、汗出、脉浮等风邪袭表证候；②具有摆动、震颤、眩晕、抽搐等属风的"流动"特征；③具有游走不定、变化多端等属风的"善变"特征。

风淫证主要指外感风邪所致的表证，应与肝阳化风而致的内风证相鉴别。

风淫证以恶风、发热、汗出、脉浮为主要辨证要点，若碰到以多处游走不定的麻木感、疼痛不适为主诉的患者，无论症状是否新发，应考虑与本证相关。

第二节　寒淫证

"痛者，寒气多也，有寒故痛也。"——《素问·痹论》

【歌诀记忆】寒性收引凝滞兼，其邪为病两般见；
　　　　　　伤寒邪在肌肤表，中寒病在脏腑间。

【立体记忆】

证候类型	病因病机	临床表现
寒邪客表证	寒邪束表，肺卫失宣	恶寒、无汗、鼻塞、流清涕、舌淡苔白、脉浮紧
寒凝经脉证	寒凝经脉，经气不利	头身疼痛、项强、舌苔薄白、脉浮紧
寒邪犯肺证	寒邪客肺，肺失宣降	鼻塞、流清涕、喉痒、咳嗽、气喘、咳稀白痰、形寒肢冷、舌淡苔白、脉迟
寒滞胃脘证	寒滞胃脘，气机不利	脘腹疼痛、肠鸣腹泻、恶心呕吐、舌苔白润、脉弦或沉紧
寒滞肝脉证	寒滞肝脉，气血凝滞	少腹胀痛、睾丸坠胀或阴囊紧缩、女子带下清冷、痛经、得热减、面色苍白、舌淡苔白、脉沉弦

【指点迷津】

要辨别本病，我们需要先把握寒证的致病特点：①寒为阴邪：易伤阳气，则会使阳气的温煦、卫外等功能缺失，人体便会出现形寒肢冷、恶寒喜热的现象；②寒性凝滞：凝滞则不通，不通则痛，因此会出现"痛"

的征象，且得热痛减，得寒痛增；③寒性收引：即收缩牵引，寒则经脉收引拘急，出现四肢屈伸不利、经脉挛急。故凡出现以上症状者，都应该考虑本邪致病。

【医者案头】

寒邪有内寒与外寒之分，内寒与外寒虽有不同，但是可以相互影响。内寒壅盛者，其阳气不足，易感受外邪，外寒乘虚而入，使人致病；感受外寒者，阴邪易伤阳气，致使人体阳气虚衰，易引起内寒的发生。

第三节 暑淫证

"凡病伤寒而成温者，先夏至日者为病温，后夏至日者为病暑。"——《素问·热论》

【歌诀记忆】暑邪扰神伤气津，多挟湿邪把人侵；

伤暑病缓病情轻，中暑病重急发病。

【立体记忆】

证候类型	病因病机	临床表现
暑入阳明证	暑袭阳明气分，里热炽盛	壮热、烦渴、大汗、面赤气粗、舌红、苔黄燥、脉洪大
暑伤津气证	暑热亢盛，津气耗伤	身热心烦、口渴多饮、心烦面赤、神疲乏力、气短而促、苔黄燥、脉虚无力
暑入心营证	暑热炽盛，内陷心营	烦躁、夜寐不安、时有谵语、舌红绛、脉细数，或猝然昏倒、不省人事、身热肢厥、牙关微紧、气粗如喘、舌绛脉数
暑热动风证	暑热亢盛，引动肝风	身体灼热、四肢抽搐，甚至角弓反张、神志不清、脉弦数或弦滑
暑伤肺络证	暑热犯肺，损伤阳络	发热烦渴、咳嗽气粗、咯血或痰中带血丝、舌红、苔黄干、脉细数

【指点迷津】

暑为夏季主气，暑邪致病，具有明显的季节性，主要发生于夏季之后，立秋之前。其仅有外感而无内生，乃六淫之所独有。

暑性酷烈炎热，传变迅速，侵袭人体可见阳明内热之象，出现发热、烦渴、大汗、脉洪大等里热炽盛之征；其为热邪，易耗气伤阴，故会出现气短神疲、口渴的表现；暑易夹湿邪而为病，侵袭人体，会出现身重、肢节酸痛、胸闷脘痞等症状。

【医者案头】

中医将中暑分为阴暑与阳暑。阳暑即我们平常所认知的中暑，多因太阳暴晒、高温下劳作或运动等原因造成的。阴暑指因气候炎热而避热趋凉或贪凉饮冷太过，如吹风过度、露宿室外等，中气内虚，以致暑热与风寒湿之邪乘虚侵袭而为病。

第四节　湿淫证

"湿为重浊有质之邪。"——《临证指南医案·湿》

【歌诀记忆】湿为阴邪易伤阳，重浊黏滞病绵缠；

舌苔滑腻脉濡缓，身重体倦头昏沉。

【立体记忆】

证候类型	病因病机	临床表现
湿遏卫气证	湿邪袭表，郁遏卫分	恶寒少汗、身热不扬、午后身热、头身困重酸痛、胸闷脘痞、苔白腻、脉濡
湿客肌肤证	湿邪浸淫肌肤，邪卫相搏	局部渗漏湿液，或皮肤湿疹、瘙痒
湿邪中络证	湿邪袭络，经络郁阻	头身困重，肢体倦怠，肢体、关节、肌肉酸痛、困重，甚至抽搐

证候类型	病因病机	临床表现
湿困脾胃证	湿邪中阻，脾胃失和	脘腹胀痛、恶心嗳逆、口苦口黏、纳呆便溏、舌苔厚腻
湿毒证	湿热交蒸，酿成热毒	发热口渴、胸痞腹胀、肢酸倦息、咽喉肿痛，或见身目发黄、苔黄腻、脉濡数

【指点迷津】

要对湿邪有所了解，首先要了解其致病特点。①湿性重浊黏滞。重浊则令人头身困重、四肢酸痛、小便混浊不利；黏滞则大便黏腻不爽、小便不畅、起病缓而缠绵。②湿为阴邪，伤阳阻气机。清阳困遏，则见恶寒、头重如裹、身热不扬等症状；困遏日久，阳气损伤，则见畏寒、肢冷、便溏等症状；气机不利则出现胸闷、腹胀、脘满等症状。③湿性趋下。故常有带下、泄泻下痢等。

【医者案头】

湿邪袭人，多是由于气候潮湿、久居湿地等经常处于多湿环境所引起。但仅有外感湿邪而无内伤湿邪，或仅有内伤而无外感，都不能使其致病。湿邪袭人，最易伤脾，脾阳受损，运化水湿功能异常，则体内水饮停聚，水湿内生；人体脾阳素虚，机体水湿为患，又易感受外湿之邪。

第五节　燥淫证

"诸涩枯涸，干劲皴揭，皆属于燥。"——《素问玄机原病式·六气为病》

【歌诀记忆】 燥性干涩易伤津，口咽肤干便难行；
　　　　　　温燥初秋夹风热，凉燥深秋兼表寒。

证候类型	病因病机	临床表现
燥邪犯表证	燥邪犯表，肺卫失调	恶寒发热、有汗或无汗、口鼻咽干、口渴欲饮、舌边尖红、苔薄白欠润、脉浮紧或数
燥邪犯肺证	燥邪犯肺，损伤肺津	干咳、喉干痒、无痰或少痰而黏不易咳出、口渴多饮、舌边尖红、苔薄黄干燥、脉数
燥干清窍证	燥邪由卫入气，上扰清窍	耳鸣、目赤、牙龈肿、咽喉痛、苔薄黄、脉数
燥伤肺络证	燥热袭肺，肺络受损	咳嗽、咳痰、痰中带血，或咯血

【指点迷津】

①燥性干涩，易伤津液：《素问》云"燥盛则干"。燥邪为患最易耗伤人体的津液，使人出现口唇干燥、皮肤干涩皲裂、毛发不荣、大便干燥等症状。②燥易伤肺：燥邪袭人，多从口鼻而入，故燥邪伤人，易伤及肺，因此，常常表现出干咳，少痰，或痰少而黏，或痰中带血等症。

【医者案头】

燥为秋天之主气。初秋，夏季余热未消，秋之燥易夹热侵犯人体肺卫，除了有干燥津伤的症状外，还有微恶寒发热、咽喉疼痛、有汗、舌红、脉浮数等风热犯表的表现；深秋，气候转凉，秋之燥易与寒相结合而侵袭人体，则病多凉燥，除了出现干燥的症状外，还可见恶寒重发热轻、头项强痛、无汗、脉浮紧等风寒犯表的表现。

第六节　火淫证

"诸逆冲上，皆属于火。"——《素问·至真要大论》

【歌诀记忆】火性燔灼伤津气，生风动血疮疡易；

发热口渴大便结，舌红脉数小便赤。

【立体记忆】

证候类型	病因病机	临床表现
风热犯表证	风热袭表，肺卫失宣	发热微恶寒、头痛、咽喉疼痛、痰黄、口干欲饮、舌边尖红、苔薄黄、脉浮数
肺热炽盛证	邪热蕴肺，肺失清肃	发热、口渴、咳嗽、气喘、鼻扇气灼、咽喉干痛、胸痛、小便短赤、大便干结、舌红苔黄、脉数
胃热炽盛证	胃火炽盛，胃失和降	胃痛拒按，灼热，渴喜冷饮，多食易饥，或鼻衄，或齿衄，牙龈红肿疼痛，口臭，便秘，尿黄，舌红苔黄，脉数
肠热腑实证	热结肠道，气机壅滞	壮热，或日晡潮热，腹部硬满疼痛拒按，大便秘结，或热结旁流，气味恶臭，汗出口渴，舌红，苔黄厚而燥，或焦黑起刺，脉沉数有力
肝火上炎证	肝火内炽，循经上炎	头晕胀痛、耳鸣、面红目赤、急躁易怒、失眠多梦、口苦咽干、胸胁胀痛、便秘尿黄、舌红苔黄、脉弦数

【指点迷津】

①火性燔灼炎上：燔灼则火邪熏灼于内，出现发热、脉数等症，炎上则上扰头面，出现口舌生疮、咽喉肿痛等症。②火为阳邪，耗气伤津：津气耗伤则口渴、咽干、小便短赤等。③易生风动血，致疮疡：风生则可见角弓反张、颈项强直等，血动则可出现吐血、便血等症，热盛，肉腐血败则疮疡生。

【医者案头】

火淫证的发病有二：一为外感温热火邪，感邪而发；二为其余五邪内郁而化火。因此，我们在辨证时，要准确把握病机，分清其致病的主要原因，以免失治误治，导致病邪深入。

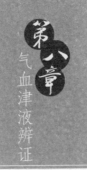

第一节　气病辨证

一、气虚证类

"正气存内，邪不可干，邪之所凑，其气必虚。"——《素问·评热病论》

【歌诀记忆】气虚本为元气衰，脏腑失调而受连；

自汗头晕见目眩，脉虚舌淡倦懒言；

气陷证时举无力，腹坠脱垂共并现；

气不固时易自汗，还有二便精自失；

元气亏极而欲脱，息弱脉微汗不止。

【立体记忆】

证候类型	病因病机	临床表现
气虚证	元气不足，气功能失司	神疲乏力、少气懒言、脉虚、动则加重
气陷证	元气亏虚，中气升举无力	自觉气陷、脏器下垂、兼气虚症状
气不固证	气虚失其固摄	自汗，二便、精血、胎元不固，兼气虚症状
气脱证	元气亏虚已极而外泄	气息微弱、汗出不止、脉微

【指点迷津】

（1）气病辨证中，气陷证、气不固证和气脱证都可由气虚证的基础上进一步发展而来。

（2）气虚狭义上为机体的元气不足，广义上可指一身之气的亏虚。一身之气包括元气、宗气、各脏腑之气等。所以气虚可分为元气虚、宗气虚、心气虚、肺气虚、脾气虚、胃气虚、肾气虚等。

【医者案头】

气虚为机体的元气不足，元气分为元阴和元阳，从气虚证的辨证要点来看，气虚证的寒象和热象均不偏盛，但见少气乏力等征象。说明气虚虽为一身之元气不足，实质为其阴阳二气对等皆虚。

二、气滞证类

"人身诸病，多生于郁。"——《丹溪心法》

【歌诀记忆】气滞症状时轻重，胀闷痛满脉弦见；

气逆向上咳喘呕，头痛眩晕也可见；

气闭时易突昏厥，脏器绞痛二便闭。

【立体记忆】

证候类型	病因病机	临床表现
气滞证	脏腑经络气机阻滞	胀闷，疼痛，时轻时重，脉弦
气逆证	气机升降失常，逆而向上	咳喘、呕恶、头痛眩晕
气闭证	气机突然郁闭，闭塞不通	突发神昏晕厥，或脏器绞痛，或二便闭塞，脉沉实有力

【指点迷津】

（1）在气病辨证中，气逆证、气闭证可在气滞证的基础上发展而来。

（2）气闭证与气滞证的辨证相同点在于都可由情志不遂或实邪阻滞使气机不畅所致；不同点在于气滞证的特征在于位置不固定的局部胀闷疼痛，而气闭证起病急而严重，具有突发性。并且气滞证可为实证，亦可为虚证；气闭证则因受强烈情志变化或有形实邪阻塞气机所致，均为实证。

（3）一般来说，气逆证多指实证，也可由于脏腑功能减退而气上逆者。

【医者案头】

气滞证类的主要特点为位置不固定的胀痛或绞痛。主要是由于气的推动功能失司，导致某一脏腑的气机阻滞，"不通则痛"。另外，情志不遂可致脏腑的气机功能失调，故若碰到由于情绪问题而出现身体部位的胀痛，甚则绞痛时，可考虑为气滞类证。

第二节　血病辨证

一、血虚证

"凡形质之所在，无非血之用也。"——《景岳全书》

【歌诀记忆】血虚证时缺濡养，面色淡白或萎黄；

唇甲色淡眼晕花，失眠心悸又健忘；

还易多梦睡眠差，肢体麻木也常见；

经血淡少甚经闭，舌淡脉细无力量；

耗损多且化生少，甚者可成血脱证。

【立体记忆】

证候	定义	临床表现	病因
血虚证	人体内血液亏虚，导致身体的脏腑、经络、组织等缺乏濡养，主要以面、睑、唇、舌象淡白，脉细为表现的证	头晕目眩、肢体麻木、健忘心悸、失眠多梦	血液耗损过多，血液化生不足
		妇女经血量少且色淡、愆期或闭经	
		面色淡白或萎黄，眼睑、唇周、爪甲色淡，舌淡苔白，脉细无力（五白一细）	

【指点迷津】

（1）血虚同时可与气虚、血瘀、阴虚等证相兼。

（2）气脱证、血脱证、亡阴证、亡阳证都为濒危的证。在临床上却难以严格区分，诊断时主要分清那个证在先。面色苍白、脉微等症状可出现在亡阳证、血脱证、气脱证。其次，出汗的症状可见于亡阳证、亡阴证、气脱证。最后，可从各个证的特殊症状进行辨别，例如身热口渴为亡阴证的特征症状；身凉肢厥为亡阳证的特殊症状；气息尤微为气脱证的特殊症状；而血脱证大多有旧血液丢失的病史。

（3）血虚证进一步可发展成血脱证，也可慢慢发展成为阴虚证。

【医者案头】

临床上常可见心血虚证和肝血虚证，从脏腑辨证的角度上看，心血虚除了有血虚的主症，还会出现心悸怔忡易惊、失眠健忘、多梦的症状。肝血虚除了有血虚的主症，还有头晕眼花、肢体麻木不仁、皮肤瘙痒的表现。

二、血瘀证

"盖血初离经，清血也，鲜血也，然即是离经之血，虽清血鲜血，亦是瘀血。"——《血证论》

【歌诀记忆】血行阻滞为血瘀，热寒气虚可为因；
　　　　　　痛如针刺拒触按，昼轻夜重脸色暗；
　　　　　　肿块青紫在体表，若在腹时坚不移；
　　　　　　舌紫脉涩如刮竹，唇甲色暗皮甲错；
　　　　　　妇女血崩或漏血，皮下紫斑青筋露；
　　　　　　血瘀气滞互因果，也可相兼同为病。

【立体记忆】

证候	定义	临床表现		病因
血瘀证	瘀血内滞，以局部疼痛、可见肿块、出血、瘀血特征症状为主要表现的证	疼痛性质	固定不移、痛处拒按、针刺样、且常在夜间痛甚	外伤、气滞、寒邪、热邪、血虚、气虚、阳虚、湿痰或砂石阻塞脉络
		肿块	在体表，色常呈青紫色，坚硬且推之不移	
		出血特点	反复不断、色紫暗或时夹血块	
		瘀血色脉征	面色黧黑，或唇甲青紫，或舌下络脉瘀阻状，或皮肤甲错、皮肤出现丝状样红缕，或皮下显现紫斑，或青筋暴露于腹部，舌紫暗、紫点或斑，脉涩或结、代	

【指点迷津】

（1）血瘀证与气滞证可互为因果，也可相兼为病。两者的共同点在于都有疼痛的症状。不同点在于血瘀的疼痛为针刺感、固定拒按、且在夜间加重。气滞证的疼痛可游走、有胀闷感、受情志的影响而时轻时重。

（2）从发生的部位看，血瘀证即可为局部性，如局部出现青紫色的肿块，又可为全身性，如全身性的紫绀；而气滞证多为局部性，与情绪关系密切。

【医者案头】疼痛、肿块、出血属于本证的三大辨证要点。

三、血热证

"血热者，每日以午间发热，遇夜则凉，此心热也。"——《幼科全书》

【歌诀记忆】血热证时热入血，实热证为主特征；

各种出血与红斑，情志烦狂与神昏；

目红面赤尿短黄，尿血便血皆可见；

舌红绛而脉疾数，身热夜烦彻不眠；

月经先期且崩漏，血色艳红质地黏；

情志过极与热邪，过食辛辣易可致。

【立体记忆】

证候	定义	临床表现		病因
血热证	实火炽盛，热在血分，以出血和各种实热症状为主要表现的证	主症	吐血、咯血、衄血、尿血、便血、崩漏等各种出血	外感热邪、情志过极化热、过食辛辣燥热之品
		伴随症状	女性月经量多或月经先期，且经血鲜红黏稠	
		舌脉	舌红绛、脉弦数	

【指点迷津】

根据火热引起的症状不同可以知道伤及哪些脏腑，例如咯血可见于血热伤及肺络，吐血可见于伤及胃络，尿血可见于伤及肾络以及膀胱，便血可见于伤及肠络，崩漏可见于伤及胞络等。

【医者案头】

体质与环境对于血热证的发生会有一定的影响。若人体质偏盛于阳热，则容易患血热证；过于食用热性油腻的食物或者长时间处于高温环境下，都可以导致血热证的发生。若患者素体阴虚，则亦可导致火旺而使血液妄动而出现血热的症状，主要表现为月经周期提前、经量减少、颧红潮热、五心烦热、夜寐不安等。

四、血寒证

"血气者，喜温而恶寒，寒则泣不能流，温则消而去之。"——《素问·调经论》

【歌诀记忆】血寒证显脉络滞，阴寒内盛寒侵脉；

四肢拘急形冷痛，皮肤紫暗为主症；

得温则减驱实寒，少腹冷痛皮发凉；

女性得显经期乱，痛时可见色紫暗；

时有血块舌淡紫，苔白滑润面无华；

脉象出现沉迟乱，或是弦紧或是涩。

【立体记忆】

证候	定义	临床表现		病因病机
血寒证	寒邪侵袭人的血脉，或者体内的寒邪充盛，使得脉络凝滞，不得通畅，以四肢拘急、形寒冷痛、肤色紫暗为主要症状的实寒证	主症	四肢或身体局部出现冷痛、皮肤显紫暗且发凉，得温则减，或是少腹冷痛拘急	寒邪侵袭人体血脉，或体内阴寒之气充盛，脉络气血不通
		伴随症状	女性痛经，或月经愆期，经色紫暗同时夹有血块	
		舌脉	舌淡紫、苔白滑或润、脉沉迟或弦紧或涩	

【指点迷津】

（1）寒主收引、凝滞，且寒为阴邪，故辨证要点为拘急冷痛、肤色紫暗、形寒。

（2）本证为实寒证，与虚寒证需鉴别：

类型	疼痛性质	症状
实寒证	剧烈疼痛、拒按	局部冷痛
虚寒证	隐隐作痛、喜温喜按	兼有各脏腑功能的衰退

【医者案头】

寒邪在侵袭人体的血脉时还伴有停滞在其他部位的情况，此时在临床上常有寒滞肝脉证、寒凝脉络证、寒凝胞宫证。辨证要点在于除了都具有实寒证的通常症状外，若是出现少腹冷痛等症状，则为寒滞肝脉证；而若出现皮肤络脉的冷痛等症状则为寒凝脉络证；而若出现经期不利、下腹部冷痛等症状则可能为寒凝胞宫证。

第三节　气血同病辨证

一、气病致瘀证类

"盖气者，血之帅也，气行则血行，气止则血止，气温则血滑，气寒则血凝，气有一息之不运，则血有一息之不行。"——《寿世保元》

【歌诀记忆】气虚气滞血不行，可虚可实致血瘀；

　　　　　　两者兼有血瘀症，刺痛固定且不移；

　　　　　　局部青紫与胀痛，痛处拒按舌面紫；

　　　　　　气虚多为沉与涩，涩弦气滞中常见。

【立体记忆】

气病致瘀证类	定义	临床表现		病因病机
气虚血瘀证	气虚无力运血而致血液停滞，以气虚和血瘀症状同时出现为主要表现的证	气虚	面色淡白或暗滞、疲倦自汗、少气懒言	多先天或后天因素导致脏气亏虚，以致血行不畅而瘀滞，进而导致气虚、血瘀相兼
		血瘀	身体局部部位青紫、肿胀，疼痛性质如刺，并且痛处固定不移、拒按	
		舌脉	舌淡暗或淡紫或紫点、脉沉涩	
气滞血瘀证	由于气行阻滞，出现以气滞和血瘀症状同时共见的证	气滞	身体局部胀闷且有走窜疼痛，或情绪抑郁和急躁易怒	情志抑郁、痰浊、阳虚致阴寒内盛，或因外伤，导致气行不畅，血滞于内
		血瘀	刺痛，疼痛固定，拒按；局部青紫肿胀，肿块坚硬；气血运行不畅，导致脉络瘀滞，则出现面色暗紫、青筋暴露；若瘀血阻滞胞脉，则痛经，且经血紫暗或者有血块	
		舌脉	舌质紫暗或有紫斑、紫点，脉弦或涩	

【指点迷津】

（1）气虚血瘀证与气滞血瘀证的相同点在于：两者都是导致血不行，最后演化为血瘀；两者都可以互为病因。如气虚血瘀证中，气虚可导致血瘀，血瘀也可以导致气虚。

（2）气虚血瘀证与气滞血瘀证的不相同点在于在兼有血瘀症状的同时，气病导致的疼痛的类型、性质、部位也不尽相同。如气滞的疼痛多为胀痛，而气虚的则为隐痛；同时临床上的气滞类证常伴有急躁易怒的症状，而气虚类证将多伴随乏力、自汗等；脉象上气虚较气滞多沉这一种征象。

（3）气滞血瘀证的患者中当情绪抑郁或者是烦躁时会导致疼痛加剧。

二、气血两虚证

"气者百骸之父，血者百骸之母，不可使其失养者也。"——《医方考》

【歌诀记忆】气血虚衰难转换，气血虚症同时见；

乏力少言兼自汗，面色淡白萎黄见；

唇眼爪甲失濡养，头痛眩晕难入眠；

时而心悸时麻木，脾化异常见消瘦；

经少色淡愆闭期，舌质淡白脉弱虚；

多因久病与体虚，气血两者可为因。

【立体记忆】

证候	定义	临床表现		病因病机
气血两虚证	气血均耗损，同时出现气虚和血虚症状相兼出现的证	气虚	神疲乏力、少气懒言、自汗	气血同时损耗：素体虚弱或久病不愈，耗气伤血；先有气虚，气不生血；因血虚，化气乏源，气随之不足；失血，由于气随血耗，导致气血两虚证的产生
		血虚	月经量少色淡、愆期或闭经、心悸失眠、肢体麻木、形体消瘦	
		气血亏虚	头晕目眩，面色淡白或萎黄，口唇、眼睑、爪甲颜色淡白，舌质淡白，脉弱或虚	

【指点迷津】

（1）在辨证时，除能识别气血两虚的证候以外，还需要结合脏腑辨证，收集四诊，思考到底与哪些脏腑有关，找出原发病因，才能使治疗更有针对性。

（2）气虚或是血虚均可造成另外一个的虚耗最终导致气血两虚。

【医者案头】

气血两虚证在临床大多为其他久病的兼证，在有实邪存在时，不可单独攻之，需同时攻邪扶正。

三、气不摄血证

"人身之生，总是以气统血。"——《血证论·脏腑病机论》

【歌诀记忆】气虚不摄血出证，各种出血都可现；

大失血时形身伤，面淡无华身无力；

少言心悸易失眠，舌体淡白脉虚弱；

久病劳倦气耗失，慢性失血气易失；

气虚重后变化多，寒湿水停尽可见；

气虚还易兼并病，阴阳虚与津液亏。

【立体记忆】

证候	定义	临床表现		病因病机
气不摄血证	气虚不能固摄血液而导致出血，同时以气虚和出血为主要表现的证	出血症状	鼻衄、齿衄、吐血、便血、尿血、月经量多甚则崩漏、皮下紫斑	多由病情长、过劳等因素导致气虚；或长期慢性失血，气随血出，致得气虚不能摄血
		伴随症状	神疲乏力、少气懒言、心悸失眠	
		舌脉	舌淡白、面色淡白无华、脉弱	

【指点迷津】

（1）本证由气虚所发展而来，最终可导致气血两虚。

110

（2）临床要与实证的出血相鉴别。该证的出血更多是连续不断、长期的出血，且一次量不会过多。

四、气随血脱证

"血脱者，色白，夭然不泽。"——《灵枢·决气》

【歌诀记忆】气随血脱时人危，血出大量气息微；

　　　　　　大汗淋漓手足冷，可见苍白脸上显；

　　　　　　舌淡脉见微芤散，更甚晕厥需抢救；

　　　　　　出血因有外伤失，异位妊娠与血崩；

　　　　　　产后崩与内脏裂，进而出现气无附。

【立体记忆】

证候	定义	临床表现	病因病机
气随血脱证	大量失血时气随血脱出导致暴脱，以大出血及气脱症状为主要表现的证	突然面色苍白，气少息微，大汗淋漓，手足厥冷、甚则晕厥，或舌淡，脉微、芤或散	外伤失血、异位妊娠破裂、产后大出血、妇女血崩、内脏破裂等而大量出血，导致气无所依附而亡脱

【指点迷津】

气随血脱证与亡阳证、亡阴证病机都属气的大量脱失，均有气暴脱的征象。但亡阳证是人体阳气突然大量脱失，当见冷汗淋漓、四肢厥冷等寒象，而亡阴证是人体的阴气突然大量脱失，当出现大汗而皮肤尚温、烦躁、脉数疾等热性征象。若无明显寒象或热象，只见气虚暴脱的征象，则称为气脱证。

第四节　津液病辨证

一、津液亏虚证

"设水阴不足，津液枯竭……外则蒸热，水阴不能濡于肌肤

也。"——《血证论》

【歌诀记忆】津液亏虚体失养，皮肤干燥毛不荣；

便秘尿少脉细数，唇焦舌燥干渴生；

疲乏气懒为主症，还有言少与脉虚；

先天后天与劳累，体弱病情都为因；

气虚重后变化多，寒湿水停尽可见；

气虚还易兼并病，阴阳虚与津液亏。

【立体记忆】

证候	定义	临床表现	病因
津液亏虚证	机体形体、脏腑、官窍因津液亏少而失濡养，以口渴欲饮、小便少大便干、官窍及皮肤干燥为主要表现的证	口、鼻、唇、舌、咽喉等官窍干燥、皮肤干燥，甚可见皮肤枯瘪无光泽且丧失弹性，眼球深陷，口渴欲饮	消耗过度、生成不足、气候变化、机体阳气偏亢
		小便短少而黄，大便干结难解	
		舌红且干，脉细数无力等	

【指点迷津】

　　津液亏虚证和燥淫证的共同点在于体内津液耗伤，区别在于燥淫证属于外燥，外感燥邪所引起的病证，多发于秋季，有明显地域性，以皮肤或口鼻干燥为主要症状，兼有表证；津液亏虚证属于内燥，发病时没有表证，属阴虚范围。

　　津液亏虚证较轻者，一般干燥为主要症状，称为伤津证或津亏证。较重者，以皮肤枯瘪无光泽、眼球深陷为主要的症状，称为液耗或液脱。

【医者案头】

　　津液亏虚证的形成，可见有病邪导致阴液的耗伤和阴液的突然大量流失。

　　病邪导致的阴液的耗伤而导致的津液亏虚，不外乎温热、燥邪的影响。而阴液的突然大量流失所导致的津液亏虚证，可因疾病的误治所导致的，如发汗过多，导致体内津液的损伤；亦可见于疾病导致阴液丢失过多，如反复呕吐、腹泻等。

二、水停证

"盖三焦者，水谷之道路，气之所终始也。若三焦调适，气脉平均，则能宣通水液，行入于经，化而为血，灌溉周身。设三焦气涩，脉道闭塞，则水饮停滞，不得宣行，因之聚成痰饮。"——《圣济总录》

【歌诀记忆】水停全身肿按凹，小便不利脉濡缓；

身重舌胖苔白滑，腹水膨隆叩音浊；

气陷中气举无力，腹坠脱垂共并现；

气失固摄气不固，气虚又有多症兼；

元气亏极而欲脱，息弱脉微汗多见。

【立体记忆】

证候	定义	临床表现	病因
水停证	体内水液停聚，以肢体浮肿、小便不利，或腹满胀大、舌象淡胖等为主要表现的证	头面、肢体甚或全身各处浮肿，且按之凹陷不起，或为腹水可见腹满胀大、叩之则音浊	外邪侵袭、正气内虚、瘀血内阻
		小便短少而不利、周身困重	
		舌淡胖苔白滑、脉濡或缓	

【指点迷津】

临床上要鉴别水停证中的阳水与阴水。

分类	性质	发病情况
阴水	虚	发病缓，来势徐，水肿先起于足部，腰以下肿甚
阳水	实	发病急，来势急，眼睑、头面先肿，上半身肿甚

【医者案头】

　　水停证可分为风水相搏证、脾虚水停证、肾虚水泛证、水气凌心证。如果以水液输布失常泛溢肌肤且有阳水特征为主症，同时具有表证，则可出现风水相搏证。

三、痰饮证

　　"人之气道贵乎顺，顺则津液流通，决无痰饮之患。调摄失宜，气道闭塞，水饮停于胸膈。"——《济生方·痰饮论治》

【歌诀记忆】痰饮证时失气化，水液排泄均失常；

　　　　　　痰证显嗽痰黏稠，纳呆呕恶胸满闷；

　　　　　　可见瘰瘕脉象滑，神昏肢麻喉中鸣；

　　　　　　饮证痞胀痰多稀，心悸兼泛吐清水；

　　　　　　肢体浮肿小便异，沉重酸困脉多弦；

　　　　　　七情六淫致痰证，饮停心胸肺肠肢。

【立体记忆】

证候	定义	类型	临床表现	病因病机
痰饮证	脏腑气化失常，水液输布、排泄失常所形成的病理性产物停留于人体某些部位的证	痰证	咳嗽咳痰、痰质黏稠、胸脘满闷、纳呆呕恶、头晕目眩	外感六淫，内伤七情，导致脏腑功能失调
			神昏癫狂、喉中痰鸣，或肢体麻木，见瘰疬、瘿瘤、乳癖、痰核等	
			舌苔白腻、脉滑	
		饮证	咳嗽气喘、痰多而稀、胸闷心悸，甚或倚息不能半卧	脏腑机能衰退等障碍，主要以饮停心肺、胃肠、胸胁、四肢的病变为主
			脘腹痞胀、水声漉漉、泛吐清水，或头晕目眩、小便不利、肢体浮肿、沉重酸困	
			苔白滑、脉弦	

【指点迷津】

痰证和饮证的区别在于痰证多停聚或流窜于脏腑、组织之间；饮证停聚于腔隙或胃肠。临床要辨别痰停聚的位置，如痰浊停于肺可见咳嗽、咳痰、胸闷不舒，痰浊阻于中焦可见胃脘痞闷、纳呆、恶心、呕吐等症，停于肌肤可见形体肥胖，痰蒙心神可见神昏、神乱等。

【医者案头】

饮邪是由于体内水液代谢紊乱所形成的病理性产物，故像水液一样具有流动的态势。而痰邪较饮邪来说，更加黏稠，移动性较差。不过痰邪可以随着人体的气机而流窜全身，造成各种各样的症状，正如"百病多因痰作祟"。

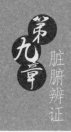
第一节　肝与胆病辨证

【歌诀记忆】肝病情郁胁腹痛，眩晕目疾四肢颤；

　　　　　　生殖有疾脉常弦，虚则阴虚或血虚；

　　　　　　实证肝郁或化火，寒凝肝脉常冷痛；

　　　　　　肝阳上亢或风动，胆郁痰扰失眠惊。

【立体记忆】

　　肝病常见症状——胸胁或少腹胀痛或窜痛，情志抑郁或易怒，头晕胀痛，肢体震颤，手足抽搐，眼部症状，生殖系统疾病（月经不调、阴部症状等），脉弦。

　　胆病常见症状——胆怯易惊，惊悸不宁，口苦，黄疸。

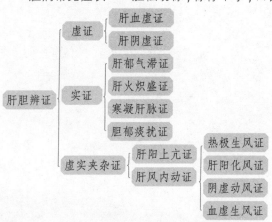

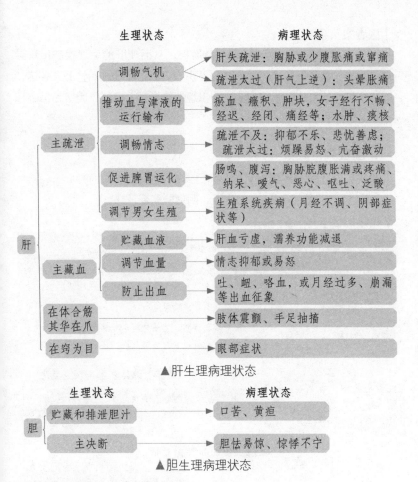

▲肝生理病理状态

▲胆生理病理状态

【指点迷津】

（1）肝病的主要病理为疏泄与藏血功能失常，肝气易郁结，肝阳易化火或生风，肝血、肝阴易虚。

（2）胆病的主要病理为贮藏和排泄胆汁功能失常。

（3）足厥阴肝经绕阴器，循少腹，布胁肋，络胆，系目，交颠顶，故肝病常累及上述部位。

【医者案头】

　　暴怒使得肝气上逆，郁结于胸胁部，从而使肝的生理状态出现异常，故有"怒伤肝"。另一方面，肝病者多怒，肝郁气滞，肝失条达，则情绪易怒。另外，胆腑病变，会出现情绪异常、口苦、胆怯易惊、惊悸不宁等症状。

一、虚证类

【歌诀记忆】肝虚眩晕视力退，头目失养易失眠；

　　　　　　血虚四白[注]经少淡，阴虚胁痛盗汗热。

【立体记忆】

虚证	辨证要点	
	相同点	不同点
肝血虚证	头晕目眩、视力减退、失眠	爪甲不荣、肢体麻木、经少闭经、舌淡、脉细等血虚症状，无热象
肝阴虚证		虚热现象明显，胁肋灼痛、眼干涩、潮红、颧红、五心烦热等，舌红少苔、脉细数

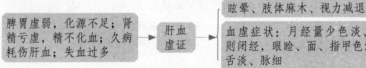

▲肝血虚证证候分析图

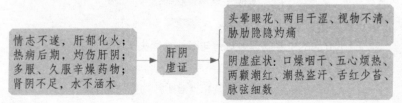

▲肝阴虚证证候分析图

────────

〔注〕四白：眼睑、面、舌、指甲皆白。

【指点迷津】

　　肝血虚证和肝阴虚证都有头目失养的症状，但肝血虚证突出表现为血虚的症状，无明显热象，且舌质色淡、脉细；而肝阴虚证的症状以虚热为主，表现为舌红少苔、脉细数。

【医者案头】

　　肝的生理功能出现异常，会导致眼睛、四肢筋骨爪甲等的问题出现。如肝血虚证会出现视力减退、肢体麻木、筋脉拘急、手足蠕动、屈伸不利、爪甲不荣等症状。

二、实证类

【歌诀记忆】实证肝郁或化火，寒凝肝脉或胆郁；

　　　　　　肝郁气滞情志郁，肝经胀痛[注]兼脉弦；

　　　　　　肝火炽盛脉弦数，躁怒头目耳胁热；

　　　　　　寒凝肝脉实寒证，少腹前阴颠顶痛；

　　　　　　胆郁痰扰易惊怯，失眠心悸痰热见。

【立体记忆】

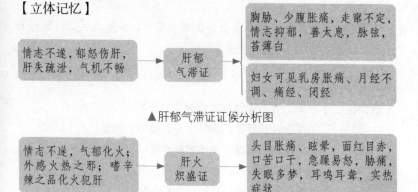

　情志不遂，郁怒伤肝，肝失疏泄，气机不畅　→　肝郁气滞证　→　胸胁、少腹胀痛，走窜不定，情志抑郁，善太息，脉弦，苔薄白

妇女可见乳房胀痛、月经不调、痛经、闭经

▲肝郁气滞证证候分析图

　情志不遂，气郁化火；外感火热之邪；嗜辛辣之品化火犯肝　→　肝火炽盛证　→　头目胀痛、眩晕，面红目赤，口苦口干，急躁易怒，胁痛，失眠多梦，耳鸣耳聋，实热症状

▲肝火炽盛证证候分析图

〔注〕肝经胀痛：肝经循行部位胀痛—胸胁、少腹胀痛，妇女可见乳房胀痛、月经不调、痛经、闭经。

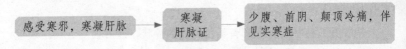

▲寒凝肝脉证证候分析图

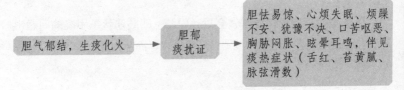

▲胆郁痰扰证证候分析图

【指点迷津】

　　肝郁气滞证的本质为实证，主要表现为气机郁滞的症状，无明显热象；肝火炽盛证可由肝气郁久化热进一步导致而来，表现出实热证的证候。

【医者案头】

　　生殖系统功能的正常离不开肝的疏泄功能，肝失疏泄会导致男子排精不畅或女子月经不调等生殖系统疾病。

三、虚实夹杂证类

【歌诀记忆】肝阳上亢似火盛，本虚标实亦有别；
　　　　　　头重脚轻腰膝软，舌红少津脉细数；
　　　　　　肝风内动眩晕麻，抽搐震颤动摇状；
　　　　　　热极生风热昏搐，舌绛苔黄脉弦数；
　　　　　　肝阳化风晕麻颤，甚则猝昏半身瘫；
　　　　　　虚证动风手足动，阴虚血虚各见证。

【立体记忆】

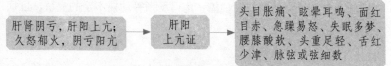

| 肝肾阴亏，肝阳上亢； 久怒郁火，阴亏阳亢 | → | 肝阳 上亢证 | → | 头目胀痛、眩晕耳鸣、面红 目赤、急躁易怒、失眠多梦、 腰膝酸软、头重足轻、舌红 少津、脉弦或弦细数 |

▲肝阳上亢证证候分析图

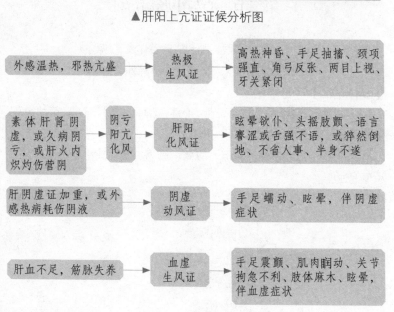

| 外感温热，邪热亢盛 | → | 热极 生风证 | → | 高热神昏、手足抽搐、颈项 强直、角弓反张、两目上视、 牙关紧闭 |

| 素体肝肾阴 虚，或久病阴 亏，或肝火内 炽灼伤营阴 | → | 阴亏 阳亢 化风 | → | 肝阳 化风证 | → | 眩晕欲仆、头摇肢颤、语言 謇涩或舌强不语，或猝然倒 地、不省人事、半身不遂 |

| 肝阴虚证加重，或外 感热病耗伤阴液 | → | 阴虚 动风证 | → | 手足蠕动、眩晕，伴阴虚 症状 |

| 肝血不足，筋脉失养 | → | 血虚 生风证 | → | 手足震颤、肌肉瞤动、关节 拘急不利、肢体麻木、眩晕， 伴血虚症状 |

▲肝风内动证证候分析图

【指点迷津】

分类	相同点	不同点
肝火炽盛证	头晕胀痛、面红目赤、耳鸣 耳聋等头面部的阳热症状	属实证，病程短、病势急，有明 显实热症状
肝阳上亢证		上盛下虚，病程长、病势缓，有 腰膝酸软、头重脚轻等症状

【医者案头】

　　肝风内动证会出现四肢抽搐、角弓反张等动摇不定的症状，且病情复杂、变化多端。

第二节　心与小肠病辨证

【歌诀记忆】心悸怔忡痛忘眠，神乱昏迷舌体变；

　　　　　　小肠泌别气机失，胀痛鸣泻赤痛浊。

【立体记忆】

　　心病常见症状——心悸、怔忡、心痛、心烦、失眠、健忘、精神错乱、神志昏迷，某些舌体病变。

　　小肠病常见症状——腹胀、腹痛、肠鸣、腹泻或小便赤涩疼痛、小便混浊。

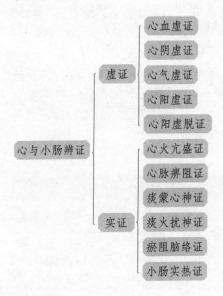

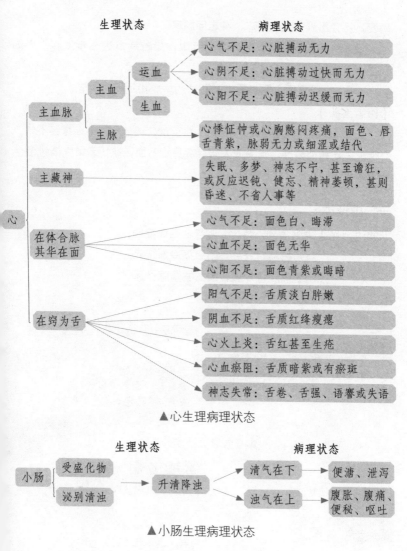

▲心生理病理状态

▲小肠生理病理状态

【指点迷津】

（1）心病的主要病理为主血脉和藏神的功能失常，除了心局部的

123

病变，还会出现失眠、健忘、神志问题等。

（2）心的气血阴阳都会发生亏虚，如若病情进一步发展，心阳衰极，可发展为心阳虚脱证。

（3）小肠病的主要病理为泌别清浊功能和气机的失常。

【医者案头】

心主藏神，在志为喜：心藏神功能正常，精神亢奋则人喜笑不休；心神失主，精神萎靡，则易使人悲哀。另一方面，悲忧恐惧之情过度也易伤心神。

一、虚证类

【歌诀记忆】失眠多梦心悸虚，阴红血白兼症明；

气短胸闷自汗乏，阳虚痛冷面㿠紫；

阳脱痛剧冷汗厥，面白唇紫脉微迷。

【立体记忆】

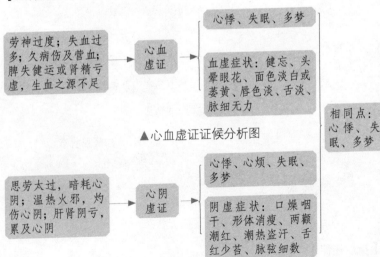

▲心血虚证证候分析图

▲心阴虚证证候分析图

124

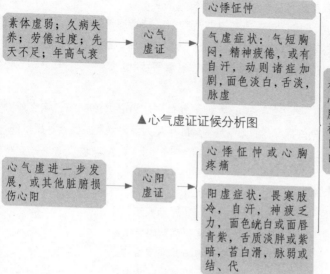

▲心气虚证证候分析图

▲心阳虚证证候分析图

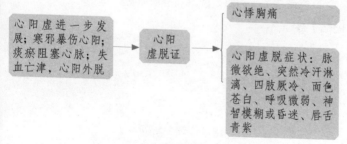

▲心阳虚脱证证候分析图

【指点迷津】

心血虚证和心阴虚证都有心悸、失眠、多梦的症状，但心血虚证突出表现为血虚的症状，颜色以"色白"为主，无明显热象；而心阴虚证的症状以虚热为主，颜色以"色红"为主。

心气虚证和心阳虚证都有气短胸闷、精神疲惫、自汗、动则加剧等症状，心阳虚证常由心气虚证进一步发展而来，除了有心气虚的症状以外，还出现畏寒肢冷、面色㿠白、苔腻等症状。

【医者案头】

因"血汗同源"，而心主血，故有"汗为心之液"的说法。如心气虚损，可见自汗；心的阳气暴脱，即可见大汗淋漓等。反之汗出过多，也可损伤心脏阳气。

二、实证类

【歌诀记忆】 火盛烦眠舌赤疮，吐衄尿赤实热见；
憋闷疼痛心脉阻，痛引肩背内臂作；
瘀刺结代细涩暗，痰闷胖倦沉滑涩；
寒剧迟紧淡或紫，气胀情郁脉弦息；
痰蒙神乱痴迷郁，烦狂昏梦痰火扰；
头痛晕忘瘀阻络，肠热烦疮便赤痛。

【立体记忆】

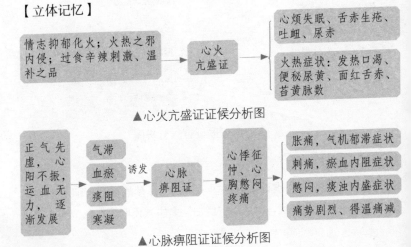

▲心火亢盛证证候分析图

▲心脉痹阻证证候分析图

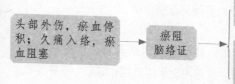

頭部外伤，瘀血停积；久痛入络，瘀血阻塞 → 瘀阻脑络证 → 头痛、头晕、健忘、失眠、心悸，或头部外伤后昏不知人

血瘀症状：头痛如刺、痛处固定、经久不愈、面色晦暗、舌质紫暗或有紫斑紫点、脉细涩

▲瘀阻脑络证证候分析图

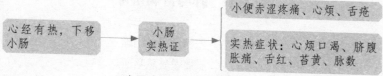

心经有热，下移小肠 → 小肠实热证 → 小便赤涩疼痛、心烦、舌疮

实热症状：心烦口渴、脐腹胀痛、舌红、苔黄、脉数

▲小肠实热证证候分析图

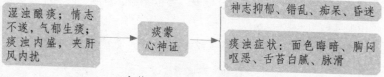

湿浊酿痰；情志不遂，气郁生痰；痰浊内盛，夹肝风内扰 → 痰蒙心神证 → 神志抑郁、错乱、痴呆、昏迷

痰浊症状：面色晦暗、胸闷呕恶、舌苔白腻、脉滑

▲痰蒙心神证证候分析图

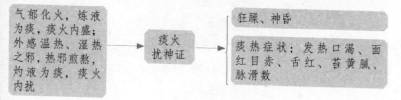

气郁化火，炼液为痰，痰火内盛；外感温热、湿热之邪，热邪煎熬，灼液为痰，痰火内扰 → 痰火扰神证 → 狂躁、神昏

痰热症状：发热口渴、面红目赤、舌红、苔黄腻、脉滑数

▲痰火扰神证证候分析图

【指点迷津】

　　心脉痹阻证以心胸憋闷疼痛为主，可根据瘀阻、痰阻、寒凝、气滞不同，而伴见其他不同的症状。

　　痰邪可影响神志，可分为寒热：痰蒙心神证患者情志多低沉，表现为抑郁、痴呆或昏迷等，且以痰浊现象为主，苔白腻；痰火扰神证患者或狂躁，且以痰热现象为主，苔黄腻。

瘀阻脑络证除神志问题外，多伴见血瘀症状。

【医者案头】

心主神志的生理功能异常，精神意识思维异常，则可见失眠、多梦、神志不宁，甚至谵狂等；或可出现反应迟钝、健忘、精神萎顿，甚则昏迷、不省人事等临床表现。

第三节　脾与胃病辨证

【歌诀记忆】运化升清统血脾，胀溏纳呆肿陷衄；

胃纳和降腐熟障，胀痛嗳气恶呕逆。

【立体记忆】

脾病常见症状——腹胀、便溏、食欲不振、浮肿、内脏下垂、慢性出血等。

胃病常见症状——胃脘胀满或疼痛、嗳气、恶心、呕吐、呃逆等。

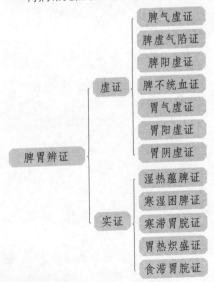

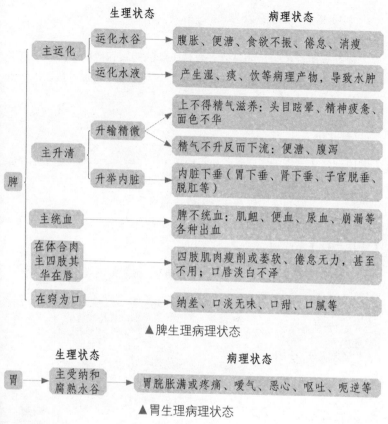

▲脾生理病理状态

生理状态	病理状态
胃 → 主受纳和腐熟水谷 →	胃脘胀满或疼痛、嗳气、恶心、呕吐、呃逆等

▲胃生理病理状态

【指点迷津】

（1）脾病的主要病理为运化、升清与统血功能失常，脾的阳气易衰，进一步发展可成为脾虚气陷证或脾阳虚证，脾统血功能失常可见各种出血症状。

（2）脾的生理特性是喜燥恶湿，脾阴气易胜，又主运化水液，故湿邪侵犯人体，易损伤脾阳。且外来湿邪易困脾，影响脾的运化升清功能。根据湿邪性质不同，可分为湿热蕴脾证和寒湿困脾证。

（3）胃病的主要病理为受纳、和降、腐熟功能障碍。

【医者案头】

饮食物中营养物质的吸收，全赖于脾的转输和散精功能。若脾的运化水谷精微的功能失常，即脾失健运，可见便溏、食欲不振，以致倦怠、消瘦和气血生化不足等病变。

一、虚证类

【歌诀记忆】 气虚纳少腹胀溏，晕泻重坠中气陷；

阳虚胀痛冷便稀，出血气虚脾不统；

隐痛痞满胃气虚，阳虚冷痛喜温按；

胃脘嘈杂隐灼痛，饥不欲食胃阴虚。

【立体记忆】

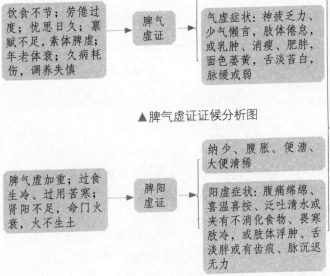

饮食不节；劳倦过度；忧思日久；禀赋不足，素体脾虚；年老体衰；久病耗伤，调养失慎 → 脾气虚证 → 纳少、腹胀、便溏

气虚症状：神疲乏力、少气懒言、肢体倦怠，或乳肿、消瘦、肥胖、面色萎黄，舌淡苔白，脉缓或弱

▲脾气虚证证候分析图

相同点：纳少、腹胀、便溏

脾气虚加重；过食生冷、过用苦寒；肾阳不足，命门火衰，火不生土 → 脾阳虚证 → 纳少、腹胀、便溏、大便清稀

阳虚症状：腹痛绵绵、喜温喜按、泛吐清水或夹有不消化食物、畏寒肢冷，或肢体浮肿、舌淡胖或有齿痕、脉沉迟无力

▲脾阳虚证证候分析图

脾气虚进一步发展；久泻久痢；劳累太过；孕产过多，失于调护，损伤脾气，清阳下陷 → 脾虚气陷证 → 眩晕、泄泻、脘腹重坠、内脏下垂

气虚症状：神疲乏力、少气懒言、肢体倦怠、面色无华、纳少、舌淡苔白、脉缓或弱

▲脾虚气陷证证候分析图

相同点：纳少、腹胀、便溏

久病伤气；忧思日久，劳倦过度，损伤脾气，统血失职，血溢脉外 → 脾不统血证 → 各种出血

气虚症状：纳少便溏、神疲乏力、气短懒言、面色萎黄、舌淡苔白、脉细弱

▲脾不统血证证候分析图

饮食不节，劳逸失度，久病失养 → 胃气虚证 → 纳少、胃脘痞满、隐痛

气虚症状：神疲乏力、少气懒言、面色萎黄、舌淡苔白、脉弱

▲胃气虚证证候分析图

相同点：纳少、脘痞、隐痛喜按

嗜食生冷；过用苦寒；久病失养，他病及胃；脾胃阳气素弱 → 胃阳虚证 → 脘腹冷痛、喜温喜按、纳少脘痞

阳虚症状：泛吐清水或夹有不消化食物、畏寒肢冷、舌淡胖嫩、脉沉迟无力

▲胃阳虚证证候分析图

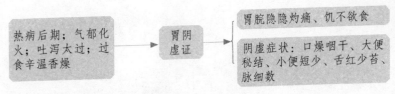

▲胃阴虚证证候分析图

【指点迷津】

脾气虚证、脾阳虚证与胃气虚证、胃阳虚证均有食少、脘腹隐痛及气虚或阳虚的共同症状。

脾气虚证、脾阳虚证以脾失运化为主，胀或痛的部位在大腹，腹胀腹痛、便溏、水肿等症突出。

胃气虚证、胃阳虚证以受纳腐熟功能减弱，胃失和降为主，胀或痛的部位在胃脘，脘痞隐痛、嗳气等症明显。

【医者案头】

脾在体合肉，主四肢，若脾失健运，气血化源不足，肌肉失养，则可致肌肉瘦削或萎软、倦怠无力，甚至不用；脾主运化、主升清，脾虚也可导致腹满肠鸣、泄泻，甚则完谷不化。

二、实证类

【歌诀记忆】湿热纳呆腹胀溏，脘痞身重寒湿困；

消谷善饥胃热炽，灼痛拒按口臭肿；

痛剧恶吐胃寒滞，食滞嗳腐泻秽胀。

【立体记忆】

实证	辨证要点	
	相同点	不同点
湿热蕴脾证	腹胀纳呆、便溏、恶心呕吐	湿热症状，舌红苔黄腻，脉濡数
寒湿困脾证		寒湿症状，舌淡胖苔白腻，脉濡缓或沉细

实证	辨证要点	
	相同点	不同点
寒滞胃脘证	胃痛拒按、恶心呕吐	胃脘冷痛，实寒症状，舌淡苔白润，脉弦紧或沉紧
胃热炽盛证		胃脘灼痛，消谷善饥，实热症状，舌红苔黄，脉滑数
食滞胃脘证		胃脘胀满疼痛，嗳腐吞酸，泻下臭秽，气滞症状，舌苔厚腻，脉滑

外感湿热之邪；嗜食肥甘厚味，饮酒无度，酿成湿热 → 湿热蕴脾证 → 腹胀、纳呆、便溏

湿热症状：恶心欲呕，口苦口黏，渴不多饮，便溏不爽，小便短黄，肢体困重，或身热不扬，汗出热不解，或面色发黄、色鲜明，或皮肤瘙痒，舌质红苔黄腻，脉濡数

▲ 湿热蕴脾证证候分析图

淋雨涉水、气候阴冷潮湿、居住潮湿等外感寒湿；过食肥甘、生冷（内生） → 寒湿困脾证 → 脘腹痞闷、纳呆、便溏、身重

寒湿症状：头身困重，面色晦黄，或身目发黄，黄色晦暗如烟熏，或妇女白带量多，或肢体浮肿，小便短少，舌淡胖苔白腻，脉濡缓或沉细

相同点：腹胀、纳呆、便溏、恶心呕吐

▲ 寒湿困脾证证候分析图

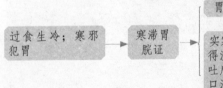

过食生冷；寒邪犯胃 → 寒滞胃脘证 →

胃脘冷痛、恶心呕吐

实寒症状：胃脘痛剧，得温痛减，遇寒加重，吐后痛缓，或口泛清水，口淡不渴，恶寒肢冷，面黄或白，舌淡苔白润，脉弦紧或沉紧

▲寒滞胃脘证证候分析图

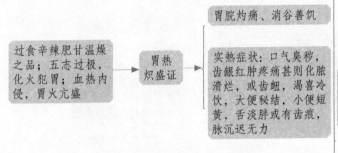

过食辛辣肥甘温燥之品；五志过极，化火犯胃；血热内侵，胃火亢盛 → 胃热炽盛证 →

胃脘灼痛、消谷善饥

实热症状：口气臭秽，齿龈红肿疼痛甚则化脓溃烂，或齿衄，渴喜冷饮，大便秘结，小便短黄，舌淡胖或有齿痕，脉沉迟无力

相同点：胃痛拒按，恶心呕吐

▲胃热炽盛证证候分析图

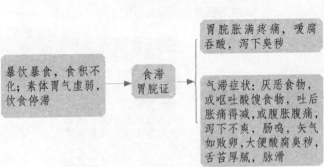

暴饮暴食，食积不化；素体胃气虚弱，饮食停滞 → 食滞胃脘证 →

胃脘胀满疼痛，嗳腐吞酸，泻下臭秽

气滞症状：厌恶食物，或呕吐酸馊食物，吐后胀痛得减，或腹胀腹痛，泻下不爽，肠鸣，矢气如败卵，大便酸腐臭秽，舌苔厚腻，脉滑

▲食滞胃脘证证候分析图

【指点迷津】

脾阳虚证与寒湿困脾证均属寒证，症见纳少、腹冷痛、便溏、浮肿、带下清稀等症状。但两者病性有虚实的不同，脾阳虚证伴见阳虚症状，寒湿困脾证兼见寒湿之症。两者可相互影响，寒湿之邪，极易伤阳，寒湿困脾日久可导致脾阳虚；而脾阳虚衰，温煦、运化无权，寒湿内生，可致寒湿困脾症状。

胃阴虚证与胃热炽盛证均属热证，均可见脘痛、口渴、脉数等症，但前者胃虚热证，常见嘈杂、饥不欲食、舌红少苔、脉细等症；后者胃实热证，常见消谷善饥、口臭、牙龈肿痛、齿衄、脉滑等症。

【医者案头】

湿为阴邪，易阻遏气机，损伤阳气，湿邪困脾日久可导致脾阳虚；而脾阳虚衰，温煦、运化无权，湿邪内生，可致湿浊困脾症状。

第四节　肺与大肠病辨证

【歌诀记忆】肺病宣发肃降失，咳喘咳痰胸闷痛；
　　　　　　咽痛声嘶喷塞涕，大肠便秘腹痛泻。

【立体记忆】

肺病常见症状——咳嗽、气喘、咳痰、胸闷胸痛。

肺系病常见症状——咽喉疼痛、声音嘶哑、喷嚏、鼻塞、流涕。

大肠病常见症状——便秘、腹泻、腹痛等。

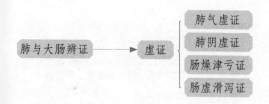

肺与大肠辨证　——　虚证　肺气虚证
　　　　　　　　　　　　　肺阴虚证
　　　　　　　　　　　　　肠燥津亏证
　　　　　　　　　　　　　肠虚滑泻证

```
                              ┌─ 风寒犯肺证
                              ├─ 风热犯肺证
                              ├─ 燥邪犯肺证
                              ├─ 肺热炽盛证
                              ├─ 痰热壅肺证
肺与大肠辨证 ──→ 实证 ─┤  寒痰阻肺证
                              ├─ 饮停胸胁证
                              ├─ 风水搏肺证
                              ├─ 大肠湿热证
                              ├─ 肠热腑实证
                              └─ 虫积肠道证
```

【指点迷津】

（1）肺病的主要病理为宣发、肃降及肺系功能的失常，常见症状为咳嗽、气喘、咳痰、胸闷胸痛，肺系病变常见症状为咽喉疼痛、声音嘶哑、喷嚏、鼻塞、流涕等。

（2）大肠病的主要病理为传导功能失常，常见症状有便秘、腹泻、腹痛等。

一、虚证类

【歌诀记忆】气虚痰稀咳喘汗，阴虚干咳痰少黏；

　　　　　　肠燥津亏便难下，滑脱不禁虚滑泻。

【立体记忆】

虚证	辨证要点	
	相同点	不同点
肺气虚证	咳嗽、咳痰	咳喘无力、咳痰清稀，伴气虚症状，无热象
肺阴虚证		干咳无痰，或痰少而黏，甚则痰中带血，伴阴虚症状，有虚热症状

136

虚证	辨证要点	
	相同点	不同点
肠燥津亏证	腹痛	大便燥结难下，伴津亏症状
肠虚滑泻证		大便滑脱不禁，伴阳虚症状

【指点迷津】

鉴别点		肠热腑实证	肠燥津亏证
相同点		大便秘结	
不同点	病机	燥热内结肠道，燥屎内结，腑气不通	大肠阴津亏损，肠失濡润，传导失职
	腹部症状	腹部硬满疼痛，拒按	无腹胀满坚实
	兼症	里热炽盛	肠道津亏

【医者案头】

　　肺的生理功能出现问题时，会出现咳嗽、气喘、气逆等症状。肺气虚则出现喘咳无力、自汗等症状。

二、实证类

【歌诀记忆】咳痰白稀风寒犯，寒痰白多冷腻滑；
　　　　　　燥咳痰少口鼻干，风热稠黄咽肿干；
　　　　　　咳喘胸痛肺热盛，痰热黄咳喘息粗；
　　　　　　头面骤肿表风水，饮停胸闷胀闷痛；
　　　　　　大肠湿热暴泻痛，腑实旁流硬满痛；
　　　　　　虫积肠道面黄瘦，时痛排虫气滞兼。

【立体记忆】

实证	辨证要点	
	相同点	不同点
风寒犯肺证	咳嗽、咳痰	痰稀色白，伴风寒表证
风热犯肺证		痰黄稠，伴风热表证
燥邪犯肺证		干咳无痰或痰少而黏，伴燥淫证症状
肺热炽盛证	咳嗽、气喘	胸痛，伴里实热症状
痰热壅肺证		气喘息粗，伴痰热症状
寒痰阻肺证		伴寒痰症状
饮停胸胁证	胸廓饱满、胸胁胀闷或痛，伴饮证症状	
风水搏肺证	骤起面睑浮肿，伴表证症状	
大肠湿热证	腹痛	泄泻，伴湿热症状
肠热腑实证		腹满硬痛、便秘，伴里热炽盛症状
虫积肠道证		面黄体瘦、大便排虫，伴气滞症状

【指点迷津】

鉴别点	风寒/热犯肺证	风寒/热表证
病位	病位在肺卫，偏重于肺	病位在表
主症	咳嗽	恶寒发热
兼症	兼见表证	兼有咳嗽，一般较轻

【医者案头】

肺的实证多表现为咳嗽气喘、气逆、胸痛等症状。且肺与大肠相表里，大肠受损，除有腹痛、肠鸣、泄泻或便秘等表现外，还可出现咳嗽、气喘等症。

第五节 肾与膀胱病辨证

【歌诀记忆】肾病生长发育迟，水湿代谢生殖障；
腰膝酸痛眩晕鸣，智低牙动发白脱；
膀胱小便黄急痛，尿闭遗尿或失禁。

【立体记忆】

肾病常见症状——腰膝酸软或痛、眩晕耳鸣、发育迟缓、智力低下、发白早脱、牙齿动摇，男子阳痿遗精、精少不育，女子经少经闭、不孕，以及水肿、二便异常、呼多吸少等。

膀胱病常见症状——小便频急涩痛、尿闭以及遗尿、小便失禁等。

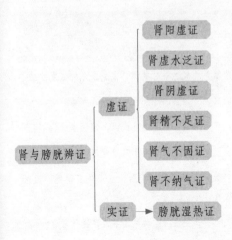

【指点迷津】

（1）肾病的主要病理为生长、发育迟缓，生殖功能障碍，水液代谢失常等。

（2）膀胱病的主要病理为膀胱贮尿排尿功能失常。

（3）肾病的常见证型以虚证为多，膀胱常见证型为膀胱湿热证。

【医者案头】

肾为先天之本，主藏精，所以一般没有实证，只有虚证。当出现肾的亏虚时，会表现出生长、发育、生殖、水液代谢等方面的问题。膀胱主贮藏和排泄尿液，而膀胱排泄尿液的功能有赖于肾的气化功能正常。

一、虚证类

【歌诀记忆】肾虚腰膝酸软见，阳虚性退夜尿多；

水泛下肿便不利，阴虚耳鸣生殖变；

精亏早衰育迟低，久喘呼多气不纳；

肾气不固尿频清，带下清多精胎滑。

【立体记忆】

虚证	辨证要点	
	相同点	不同点
肾阳虚证		腰膝酸软伴冷痛、性欲减退、夜尿多，伴虚寒症状
肾虚水泛证		浮肿以腰以下为甚、小便不利，伴肾阳虚症状
肾阴虚证	腰膝酸软	耳鸣、男子遗精、女子月经失调，伴阴虚症状
肾精不足证		小儿生长发育迟缓、成人生育机能低下、早衰
肾气不固证		小便频数清长、遗精、滑胎、带下量多清稀，伴肾气虚症状
肾不纳气证		久病咳喘、呼多吸少，动则尤甚，伴肾气虚症状

【指点迷津】

肾为先天之本，故临床上肾病的常见证型以虚证为多，可有气、阴、阳、精液等方面的亏虚，从而表现出不同的症状。肾虚一般都有腰膝酸软的症状，可表现为生长、发育、生殖、水液代谢等方面的失常。

【医者案头】

肺为气之主，肾为气之根，当肾不纳气时，会出现咳喘、呼多吸少的症状。且肾为先天之本，当肾气不足时，会导致机体正气不足，容易患病。

二、实证类

【歌诀记忆】膀胱湿热尿频急，灼涩疼痛尿短黄。

【立体记忆】

膀胱湿热证辨证要点：尿频、尿急、尿痛、尿短黄，伴湿热症状。

【指点迷津】

基于膀胱的生理功能，膀胱的病变主要为尿液贮存和排泄方面的功能出现障碍。

【医者案头】

膀胱出现病理问题，则主要表现为排泄尿液功能失常。

第六节　脏腑兼病辨证

【歌诀记忆】五脏六腑有机体，生克乘侮互表里；

　　　　　　先后因果要理顺，主次并列要分清。

【立体记忆】

脏腑兼证——在疾病发生发展的过程中，两个或两个以上脏腑的证候同时出现。

证型	辨证要点	
	相同点	不同点
心肾不交证	心悸怔忡、失眠、耳鸣、腰膝酸软	心烦、梦遗（阴虚阳亢）
心肾阳虚证		肢体浮肿（阳虚水停）
心脾两虚证	心悸、失眠多梦	食少便溏、慢性出血（气血两虚）
心肝血虚证		眩晕、肢麻、爪甲不荣（血虚）
心肺气虚证	咳嗽气喘、咳清稀痰	心悸、胸闷（心气不足）
脾肺气虚证		食少便溏、腹胀（脾虚失运）
肺肾阴虚证	干咳少痰、腰酸、遗精，伴虚热症状	
肝火犯肺证	胸胁灼痛、急躁易怒、咳嗽阵作或咯血，伴实热症状	
肝胃不和证	胸胁胀痛、情志抑郁或烦躁易怒	胃脘胀痛、嗳气呃逆（胃失和降）
肝郁脾虚证		食少、腹胀、便溏（脾失健运）
肝胆湿热证	胁肋胀痛，纳呆腹胀、舌红苔腻、脉弦滑数	身目发黄
肝经湿热证		阴痒、带下黄臭（下注）
肝肾阴虚证	胸胁隐痛、腰酸膝软、耳鸣眩晕、两目干涩，伴虚热症状	
脾肾阳虚证	腰腹冷痛、久泄久痢、五更泄泻，伴虚寒症状	

| 心肾 | → | 心属火，居上位属阳；肾属水，居下位属阴，心肾间表现为阴阳水火的问题 | → | 心肾不交证 |
| | | | → | 心肾阳虚证 |

| 心肺 | → | 心主行血依赖心气和肺气的推动，血行维持肺主气的功能。心肺间表现为气的问题 | → | 心肺气虚证 |

| 心脾 | → | 脾生化气血注于心脉，血行脉中依赖心气推动和脾气统摄。心属火脾属土，母子相及。心脾间表现为气血问题 | → | 心脾两虚证 |

| 心肝 | → | 心主血，肝藏血。心肝间表现为血的问题 | → | 心肝血虚证 |

| 肺脾 | → | 肺主气，脾生气，脾土生肺金，母子相及。肺脾间表现为气的问题 | → | 脾肺气虚证 |

| 肺肾 | → | 肺通调水道，肾主水，且肺金生肾水。肺肾间易表现为阴液的问题 | → | 肺肾阴虚证 |

| 肺肝 | → | 肺气主降，肝气主升，木火炽盛，上犯刑金。肝肺间表现为气的问题 | → | 肝火犯肺证 |

| 肝胃 肝脾 | → | 脾胃属土，为气机升降的枢纽，主水谷纳运；肝属木，主疏泄，木土间相乘相侮。肝与脾或胃间表现为气机与消化的问题 | → | 肝胃不和证 |
| | | | → | 肝郁脾虚证 |

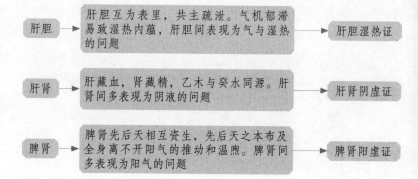

【医者案头】

脏腑生理上相互资生、制约，兼证易发生在具有表里、生克、乘侮关系的脏腑之间。对于脏腑兼证的理解，需要从脏腑的生理病理属性、五行生克乘侮规律、经络的联系等出发，理清脏腑病变间的先后、因果、主次、并列等关系。

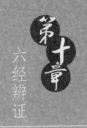

六经辨证的定义：东汉张仲景在《素问·热论》六经分证理论的基础上，根据外感病的发生发展、证候特点和传变规律总结而创立出来的一种辨证方法。

六经：太阳经、阳明经、少阳经、太阴经、少阴经、厥阴经。

第一节　六经病证的分类

六经病证根据病邪所传的经络不同，分为：太阳病证、阳明病证、少阳病证、太阴病证、少阴病证、厥阴病证。

一、太阳病证

【歌诀记忆】太阳病分经和腑，中风伤寒蓄水血；
　　　　　　病邪从表传入里，表证下焦症并见。

【立体记忆】

证候分型		病因病机	辨证要点
太阳经证	太阳中风证	风袭太阳，卫强营弱	发热、恶风、汗出、脉浮缓
	太阳伤寒证	寒袭太阳，营阴郁滞	恶寒、无汗、头身疼痛、脉浮紧
太阳腑证	太阳蓄水证	经证不解，邪传膀胱	小腹满、小便不利与太阳经证症状共见
	太阳蓄血证	邪传少腹，瘀血互结	少腹急硬、小便自利、便黑

【指点迷津】

（1）太阳病证指外感病初期所表现的证。外邪侵袭人体，大多从太阳而入。太阳经证为正邪交争于肤表浅层所表现的证，太阳腑证为太阳经证经久不愈、病邪循经入腑所致的证。

（2）太阳蓄水与蓄血二证，均由太阳病经邪不解内传于腑所致，蓄水者为膀胱气化受阻，津液内停，小便不利而渴；蓄血者为邪热循经入里，与瘀血互结，小便自利而便黑。

【医者案头】

太阳伤寒证，又称为太阳表实证，恶寒发热无汗出。当太阳病有汗出时，为太阳中风证，即太阳表虚证。

二、阳明病证

【歌诀记忆】阳明病分经和腑，阳明热盛屎结分；

　　　　　　阳明四大证属经，腹硬边结为腑证。

【立体记忆】

证候分型	病因病机	辨证要点
阳明经证	阳明热盛，燥屎未结	壮热、汗出、口渴、脉洪大
阳明腑证	阳明热盛，燥屎已结	潮热汗出、腹满硬痛、大便秘结、苔黄燥、脉沉实

【指点迷津】

阳明经证和阳明腑证都为里实热证。但邪入阳明，弥漫全身，往往先出现阳明经证，邪热持续亢盛，消耗津液，继而导致肠燥便结，最终形成阳明腑证，此时病情加重。

【医者案头】

张仲景《伤寒论》曰："阳明之为病，胃家实也。"阳明腑实证重于阳明经证，因为经邪弥漫不能久留，腑邪内结则聚而不行，故张仲景以"胃家实"命名。

三、少阳病证

【歌诀记忆】少阳口苦咽干眩，寒热往来苦满弦。

【立体记忆】

证候分型	病因病机	辨证要点
少阳病证	邪犯少阳，枢机不利，胆火内郁，经气不畅	寒热往来、胸胁苦满、口苦、咽干、目眩、脉弦

【指点迷津】

对于上述提到的少阳病证所表现的证候，在临床上只需见到能够反映少阳病机的证候即可诊断，不需要全部具备。

【医者案头】

少阳为人体阴阳的枢纽，少阳证表现为半表半里之证。

四、太阴病证

【歌诀记忆】太阴病证腹满痛，脾虚寒湿自利瘥。

【立体记忆】

证候分型	病因病机	辨证要点
太阴病证	脾阳虚弱，邪从寒化	腹满时痛、自利、口不渴，伴虚寒症状

【指点迷津】

足太阴经属于脾。太阴病证的病机为脾阳虚弱，邪从寒化，太阴病证引起的症状有腹满而吐、时腹自痛、食不下、自利、口不渴等脾虚症状，以及四肢欠温、脉沉缓而弱等虚寒症状。

五、少阴病证

【歌诀记忆】少阴病分寒与热，寒化厥冷下清谷；

　　　　　　热化不寐烦咽干，虚寒虚热要分明。

【立体记忆】

证候分型	病因病机	辨证要点
少阴寒化证	心肾阳虚，阴寒独盛	无热恶寒、四肢厥冷、下利清谷、脉微细
少阴热化证	心肾阴虚，从阳化热	心烦失眠、口燥咽干、舌尖红、脉细数

【指点迷津】

少阴经属心肾，为水火之脏，人身之根本。因人体阴阳偏盛偏衰的差异，病邪从阴化寒为少阴寒化证，从阳化热则为少阴热化证。

【医者案头】

少阴病根据患者体质寒热之别，主要分为少阴寒化证与少阴热化证两大证型。

六、厥阴病证

【歌诀记忆】厥阴消渴心疼热，饥不欲食或吐蛔。

【立体记忆】

证候分型	病因病机	辨证要点
厥阴病证	阴阳逆乱，上热下寒	消渴、心中疼热、饥不欲食

【指点迷津】

厥阴经为阴经之尽，阳经之始，阴中有阳，其生理乃循阴尽阳生之机，主司阴阳之气的交接。病至厥阴，必然干扰阴阳出入和交接之机，产生阴阳逆乱、变化多端的病变，其证以阴阳错杂为提纲。

第二节　六经传变

【歌诀记忆】传经循越表里分，直中合病并病俱。

【立体记忆】

传经	循经传	按伤寒六经的顺序相传
	越经传	不按循经传次序，隔一经甚或隔两经以上相传
	表里传	六经中互为表里的阴阳两经相传
直中	外感病邪不从阳经传入，而直接侵袭阴经	
合病	疾病发病之初，两经或三经的病证同时出现	
并病	疾病一经病证未罢，又出现另外一经病证，两经病证合并出现	

【指点迷津】

　　六经病证循着一定的趋向发展，在一定的条件下发生转变，谓之传变。六经病证是否传变，以及如何传变，取决于正邪的盛衰、病体的强弱、治疗是否得当等因素。根据脏腑、经络的相互联系而转变，一般表现为传经、直中、合病、并病四种方式，而其中的传经又可分为循经传、越经传、表里传3种形式。

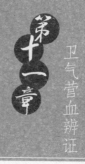

第一节　卫分证

"在卫汗之可也。"——《温热论》

【歌诀记忆】卫分主表感温邪，多种温邪需鉴别；

发热微渴兼咳嗽，舌红苔白脉浮数。

【立体记忆】

证候分型	临床表现
风热伤卫证	发热、微恶风寒、头痛、咽痛
燥热犯卫证	咳嗽少痰或无痰、咽干鼻燥
湿热犯卫证	恶寒、身热不扬、头身重着、苔白腻
暑湿犯卫（寒遏暑湿）	发热无汗、恶寒、头痛、身形拘急、口渴心烦

【指点迷津】

卫分证是指温邪侵袭人体的初始阶段，邪正相争于卫分，卫外功能失常所引起的一类证候。该证可出现发热恶寒、口微渴、舌红苔白、脉浮数等症状。其病机是：温邪袭卫，肺卫失调。需鉴别各种不同的温邪，包括风热、燥热、湿热、暑湿和疫气温毒。广义伤寒是一切外感热病的总称，包括温病在内。狭义伤寒仅为风寒性质的，与温病是并列关系。

【医者案头】

　　卫分证是以发热与恶寒并见、口微渴、脉浮为主要辨证要点。其病位在表，病机是温邪袭卫，肺卫失调。此证多见于岭南地区，尤其是夏季，此时容易感受暑热、湿热之邪。因此南方人多爱喝凉茶，其功效是消暑泄热，清热解毒。

第二节　气分证

　　"到气才可清气。"——《温热论》

【歌诀记忆】气分属里证候多，尤是阳明热盛证；

　　　　　　大热大渴大汗出，舌红苔黄脉洪大。

【立体记忆】

证候分型	临床表现
热盛阳明证	大热、大汗、大渴、脉洪
热壅于肺证	身热、咳嗽痰黄、胸闷、脉数
热扰胸膈证	身热微渴、心中烦闷、脉滑数
热结肠腑证	腹满、便秘、苔黄干燥、脉沉实
热郁胆腑证	寒热往来、口苦烦渴、胸胁不适、脉弦数
热蕴膀胱证	身热、小便短赤或涩滞热痛
邪伏膜原证	发热恶汗、脘痞胀满、苔白腻厚如积粉

【指点迷津】

　　气分证是指温邪在里，导致人体气分所属脏腑生理功能失常的一类证候。包括外感病里证和半表半里证在内，涉及的病变部位多。由于该证病变的部位及病邪性质不同，导致临床表现也有所不同，可出现热势壮盛、不恶寒、反恶热、汗多、心烦、尿赤、咳嗽痰黄、便秘等热象的症状。其病机是：邪入气分，热炽津伤。

气分证形成的途径有四种，一是温邪由卫分传入气分；二是温邪直接犯于气分，例如暑热病邪直犯阳明，湿热病邪直犯脾胃等；三是气分伏热外发；四是温邪由营分转出气分。

【医者案头】

气分病变较卫分病更深入一层，持续时间也较长，病情一般较重。主要病机是邪入气分，热炽津伤。

第三节　营分证

"入营犹可透热转气。"——《温热论》

【歌诀记忆】营热亢盛损营阴，身热夜甚烦不寐；
　　　　　　口干谵语斑疹现，舌质红绛是标准。

【立体记忆】

证候	临床表现
营分证	身热夜甚、心烦谵语、舌质红绛

【指点迷津】

营分证是指温邪深入营分，导致营热亢盛，营阴耗损，心神被扰的一类证候。主要临床表现是身热夜甚、口干、心烦谵语、不寐、斑疹隐隐、舌质红绛等。其中舌质红绛是判断温邪传入营分的重要标志，叶天士所说："其热传营，舌色必绛"。红绛舌是较红舌颜色更深，或略带暗红色。该证病机是营热阴伤，扰神窜络。

营分证形成的途径有四种，一是气分传入营分；二是肺卫之邪直接内陷营分；三是内伏于营分的伏邪自内而发出；四是直接入营分不经卫气分，如暑邪直接导致的暑厥。

【医者案头】

营分病变较气分证为深，较血分证为浅。营热亢盛影响到脏腑功能，因营气通于心，可形成热闭心包之证，出现神昏谵语等症状。而邪热进一步深入血分，出现动血症状，如衄血、便血、尿血、斑疹大量透发等。

第四节　血分证

"入血就恐耗血动血，直须凉血散血。"——《温热论》

【歌诀记忆】血分已成动耗血，温邪亢盛最深处；

斑疹密布及出血，神昏谵狂舌深绛。

【立体记忆】

证候分型	临床表现
热盛迫血证	身热躁扰、斑疹密布、腔道出血、舌质深绛
气血两燔证	壮热、口渴、烦躁发斑、出血、舌绛苔黄、脉数
血热动风证	灼热神昏、手足抽搐、颈项强直、甚角弓反张、牙关紧闭、两目上视、舌绛或紫、脉弦数
热瘀交结证	少腹坚满、按之疼痛、小便自利、神志如狂、舌紫绛色暗或有瘀斑、脉沉实或涩

【指点迷津】

血分证是指温邪深入血分，引起血热亢盛，动血耗血的一类证候。温邪深入血分，病变已属于后期，亦多出现昏、痉、厥、脱之变，病情较为严重。该证的临床表现为身热灼手，烦躁不安，或神昏谵狂，腔道出血，斑疹密布，舌质深绛等。其病机是血热亢盛，动血耗血，热瘀交结。

血分证形成的原因有三个。一是营分进一步传入血分；二是卫分或是气分直接传入血分；三是血分的伏邪自发。

【医者案头】

　　血分证已是病变的最深层，见于温病的后期，病情较为严重。其主要病机为血热亢盛，动血耗血，热瘀交结，破血妄行，导致血瘀或出血。